Egon H Vifl… Anne-Marie Landtblom

Den norska ursprungstexten är
översatt av Anne-Marie Landtblom

Redigering och författande av nya texter i denna svenska
version är utförd av alla författare i samarbete

Hälsopedagogik för vårdare och brukare i samarbete

En introduktion till bemästrande

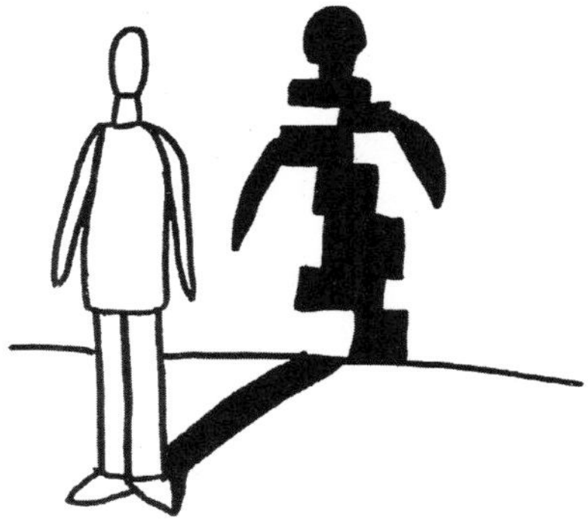

PRODUKTION: Bilda Idé på uppdrag av ABF.

FÖRFATTARE till den norska utgåvan: Egon H Vifladt och Liv Hopen

FÖRFATTARE till denna svenska utvidgade utgåva: Anne-Marie Landtblom

ÖVERSÄTTNING av den norska förlagan *Helsepedagogikk – Samhandling om laering og mestring*: Anne-Marie Landtblom

REDAKTÖR: Marja Koivisto

GRAFISK FORMGIVNING: Bilda Idé

OMSLAG: Anna Gunneström

ILLUSTRATIONER: Knut A Berg

TRYCK: 08Tryck, Stockholm, 2010

Artikelnr: AB0501

ISBN 978-91-574-8114-6

INNEHÅLL

Allt som ska sägas, kan uttryckas klart.

Ludwig Wittgenstein

Förord

Hälsopedagogik är ett begrepp som ofta används utan att vi tänker så noga på vad det innebär. Genom att sätta det på agendan vill vi fokusera på samspelet mellan brukare och vårdare, både när det gäller det pedagogiska tillvägagångssättet och praktiska tips för handledning och undervisning. Vi belyser både processerna och metoderna. Boken är ägnad både brukare och vårdare som arbetar med personer som har kronisk eller långvarig sjukdom och funktionshinder, men den kan också vara användbar för andra som arbetar med pedagogiska frågor. Den ursprungliga versionen av boken bygger på mångårig pedagogisk erfarenhet inom norskt arbetsliv, men projekt på norska sjukhus och i den kommunala hälso- och sjukvården har också givit användbara impulser. Den starkaste inspirationen kommer från flera års erfarenhet i det nationella kompetenscentret för lärande och bemästrande vid kronisk sjukdom (*Senter for Laering og Mestring*) vid Akers Universitetssjukhus i Oslo. I samtal, möten och kurser med brukarna på centret har de norska författarna fått konkret underlag för att utveckla grundtanken i boken – *samspelet mellan brukarkunskap och fackkunskap.* Det är mycket viktigt att erfarna brukare deltar och bidrar i den hälsopedagogiska processen – nyckelkunskaper kan på detta sätt vidarebefordras till nya patienter och anhöriga. Men ansvaret att starta den pedagogiska processen för personer med funktionsnedsättning och kronisk sjukdom kan tyckas ligga på sjukvården – även om det inte finns någon tvingande skrivning i den svenska hälso- och sjukvårdslagen.

Ett viktigt mål är naturligtvis att utveckla brukarkompetensen, både i sakfrågor och i förmåga att tackla vardagen. Då förbättrar brukaren sina möjligheter att få en bra livskvalitet. Men det är ofrånkomligt att sjukvårdspersonal och andra personer runt brukaren sätter sig in i dennes villkor på ett djupt och inkännande sätt. Detta kommer dessutom att ge dem dyrbar kunskap som gäller dem själva.

Läroprocessen är alltså inte bara riktad från personal till brukare, utan mellan dessa parter i en kontinuerlig process där bägge lär vidare i en uppåtgående spiral. De sakkunniga kommer efter hand att bli varse alla sina luckor och brister i kunskapen om tillståndet, sådant som bara brukaren själv kan förmedla.

Följande har sagts om kronisk sjukdom: ”Den kastar en skugga över ditt liv, du har den alltid med dig”. Bemästrande innebär att på olika sätt kunna leva bra och meningsfullt med denna ”skugga”.

Det stämmer till eftertanke när personer med kronisk sjukdom berättar saker som:

- ”Jag är inte så bra som förr, men på många sätt har jag det bättre än förr.”
- ”Det är lättare att vara ovanlig bland ovanliga (andra med samma sjukdom) än att vara ovanlig bland normala.”

Eller sjukvårdspersonal som uttalar sig:

- ”Vi är inte organiserade för undervisning utan för snabb och effektiv behandling.”

Från boken *Kontraster – sökande i ett raserat hjärnlandskap* har vi hämtat dikten:

BEHANDLARE
Kapacitet
i behandling
vad är det?
Är det att få bort
patientkön
kyligt,
snabbt och
effektivt,
eller
omfattar det också
förmåga och vilja
att förmedla
stöd,
trygghet, tro på
patientens
egna resurser?
Vad vet jag?
JO JAG VET!

Solveig Sindre

Begreppet hälsa/sjukdom är värt att fundera över. I kvällstidningarna kan vi läsa om hemska sjukdomar och hur man håller sig frisk, det vill säga bevarar sin hälsa, alltså två helt olika företeelser. Men ur en annan aspekt är sjukdom/hälsa samma sak: mer av en subjektiv upplevelse eftersom 85 procent av personer med funktionsnedsättning uppger att de har en mycket bra hälsa medan många friska "mår dåligt" utan uppenbar sjukdom.

Hälsa eller ohälsa, funktionsnedsättning eller ej – det beror på omgivningens anpassning och individens upplevelse. Ibland måste individen vara lika stark som Pippi Långstrump för att hävda sin uppfattning.

> I skyltfönstret stod en burk fräkensalva, och bredvid burken fanns en pappskylt där det stod: LIDER NI AV FRÄKNAR?
>
> "Vad står det på skylten" frågade Pippi.
> Hon kunde inte läsa så värst mycket, för hon ville ju inte gå i skolan som andra barn.
> "Det står: "Lider ni av fräknar?" sa Annika.
> "Jaså minsann", sa Pippi eftertänksamt. "Nåja, en hövlig fråga kräver ett hövligt svar. Kom så går vi in!"
>
> Hon sköt upp dörren och gick in, tätt följd av Tommy och Annika.
> Det stod en äldre dam bakom disken. Pippi gick rakt fram till henne.
>
> "Nej", sa hon bestämt.
> "Vad är det du vill?" sa damen.
> "Nej", sa Pippi en gång till.
> "Jag förstår inte vad du menar", sa damen.
> "Nej, jag lider *inte* av fräknar", sa Pippi.
>
> Då förstod damen. Men så kastade hon en blick på Pippi och utbrast:
>
> "Jamen, kära barn, du har ju hela ansiktet fullt med fräknar!"
> "Javisst", sa Pippi. "Men jag lider inte av dom. Jag gillar dom! Gomorron!"
>
> Hon gick ut igen. I dörren vände hon sig om och skrek:
>
> "Men om ni skulle råka få in nån smörja som man får *ännu* mer fräknar av, så kan ni skicka hem en sju åtta burkar till mej."

Brukarnas erfarenheter kan ge viktiga perspektiv som kan gagna samhället i stort. Det som från början var en "handikappanpassning" visar sig ofta bli en praktisk lösning som många har nytta och glädje av. Brukare har av naturliga skäl ofta kommit nära existentiella spörsmål på grund av förluster och genomgångna kriser. Detta växer ofta till en personlig mognad som kan komma omgivningen till del, både andra brukare och personer som arbetar inom hälsosektorn. Här finns hemligheten bakom framgången med aktiviteter inom patientföreningar och diagnosgrupper – aktiviteter som sjukvården bör kunna utnyttja bättre för att utveckla en god hälsa för sina vårdtagare.

Antonovskij har påverkat perspektiv och metod i hälsopedagogik. I boken *Hälsans mysterium* har han genom begreppet *salutogenes* satt fokus på de hälsofrämjande krafterna i varje enskild människa. Han lägger särskilt vikt vid att bemästrande hänger samman med den enskilda människans upplevelse av sammanhang i tillvaron. Upplevelsen hänger först och främst ihop med förmågan att förstå, hantera och knyta mening till det som sker i livet.

Från ett samhällsperspektiv är det viktigt att ta vara på erfarenheter och insikter från brukarna. De senaste decenniernas kulturella scen har ofta präglats av budskap om det omänskliga i samhällets rationella utveckling med allt mindre tid för oss själva och vår omgivning – bortsett från dem som inte får plats i de arbetsdugliga skarorna. ”Långsamheten” har prisats av författare, regissörer och andra kulturarbetare. Dessa insikter är självklara för funktionshindrade och kroniskt sjuka.

Vi ställer frågorna. Svaren kommer vi att finna i nya arbetsformer, ändrade roller och större medvetenhet i mötena mellan brukare och professionella i vården.

Till slut understryker vi betydelsen av att läsa och arbeta med boken som en helhet. De fem första kapitlen tar framför allt upp pedagogiskt tillvägagångssätt och förutsättningar för att brukarna kommer in på ett positivt och utvecklande spår för att klara sitt liv med sjukdom eller funktionsnedsättning.

De övriga kapitlen tar upp pedagogiska arbetsformer och alternativa metoder som understödjer perspektiv och tänkande i de första kapitlen.

Boken är användbar både för sjukvårdspersonal som informerar och handleder brukare och för brukare som behöver kommunicera med personer inom sjukvården och arbetar med egenvård i självständiga och självstyrda brukargrupper.

En mycket utbredd sjukdom är Diagnosen.

Karl Kraus

Förord till den svenska upplagan

Detta är en efterfrågad bok, på en del håll i Sverige nästan "kultförklarad" på grund av nya spännande grepp på umgänget och utbytet mellan sjukvårdare och sjuka. Flera år innan denna svenska version nu ges ut har det funnits ett stort intresse för boken från svenskt håll. De norska författarna har inbjudits och den norska boken har använts i många sammanhang i Sverige där man velat utveckla gränssnittet mellan sjukhus, patient, patientförening, bibliotek och folkbildningsorganisationer med fokus på ökat lärande och "Mestring", bemästrande – ett begrepp som inte låtit sig översättas på något enkelt vis. Bemästrande är i detta sammanhang en litet ovan term, men många av dem som varit delaktiga i denna kunskapsutveckling i Sverige har understrukit att företeelsen som den beskrivs i den norska boken också står för något nytt. Ett svenskt nätverk för "lärande och bemästrande" har således utvecklats under de senaste åren och många aktiviteter har startats i denna anda Representanter för sjukvården, patientorganisationer och patientbibliotek har enats i intresset för "den norska modellen" och före översättningen av denna bok har en rad möten och konferenser ägt rum. De norska författarna har inbjudits till många svenska städer för att beskriva det norska intiativet. I Östergötland har en grupp från sjukvården, folkbildningen och patientorganisationerna lagt grunden till projektet Hälsopedagogiskt forum med syftet att gå vidare i de norska fotspåren – fast med svenska förtecken. Det moderna perspektivet att brukare kan lära av varandra, har ju sedan länge odlats inom patientorganisationer i handikapprörelsen och folkbildningsorganisationer. Nu får det ännu större aktualitet och tycks inom kort även nå sjukvårdsorganisationen på ett tydligare vis.

I den svenska versionen har några partier i den ursprungliga norska versionen tagits bort och flera mindre stycken lagts till, liksom ett antal ordspråk och citat ur den svenska litteraturen. Dessutom har erfarenheter från patientskolor och ABFs studiecirklar om funktionshinder lyfts in. Dessa har handlat om rättighetsfrågor (*Demokrati med handikapp*) samt handikappolitiskt utvecklingsarbete utifrån neurologiska sjukdomsdiagnoser (*Att leva med MS* och *Leva med epilepsi*).

I boken används ofta ordet brukare, som inbegriper patienter, personer med funktionsnedsättning och deras närstående. Ordet känns inte helt bekvämt eftersom det ligger snubblande nära "förbrukare", någon som använder resurser, i detta fall samhällets resurser. Man kan reflektera över alla dessa ord på personer med sjukdom och funktionsnedsättning: vad de betecknat och hur de avlöst varandra genom tiderna: invalid (oförmögen), patient (väntande, tålmodig), handikapp (idrottsterm: fördel för att utjämna segerchanser), funktionshinder och nu brukare. Orden ger en bild av underläge och kan skapa och vidmakthålla en negativ attityd – utan att vi tänker på det. Låt oss tänka på brukare som medborgare, och lära oss se de sammanhang där brukare inte bara förbrukar utan också bidrar i samhället – på grund av sina speciella och dyrbara erfarenheter. En brukare blir på så sätt också en givare, en förmedlare. Vi hoppas att denna bok ska bidra till en sådan utveckling.

Oslo, Vadstena, april 2010
Egon Vifladt, Liv Hopen, Anne-Marie Landtblom

E-postadress till Hälsopedagogiskt forum i Östergötland är www.lio.se/hpf. För dem som önskar kontakt med det norska nätverket gå in på www.mestring.no

Egon Vifladt, utbildad vid Oslo Universitet och med mångårig erfarenhet som konsult i pedagogiska och organisatoriska frågor i både privat och offentlig verksamhet. Arbetet inom företag och med individer har givit upphov till en rad fackböcker. För närvarande arbetar han främst med att främja hälsopedagogiskt tänkande i behandling och handledning av patienter och anhöriga.

Liv Hopen, arbetsterapeut, administratör och författare, första ledaren för Nasjonalt kompetansesenter ved kronisk sykdom, Akers Universitetssjukhus, och aktiv i uppstarten av Norges första 36 Laerings- og mestringssentre. Liv Hopen har lett flera stora kvalitetsutvecklingsprojekt inom sjukvården.

Anne-Marie Landtblom, överläkare vid Universitetssjukhuset i Linköping samt docent och lektor i neurologi, knuten till Hälsouniversitetet i Öster-götland, har medverkat i en rad folkbildningsprojekt inom ABF främst med fokus på personer med funktionsnedsättning och kronisk neurologisk sjukdom. Hon deltar i svenska nätverket för hälsopedagogik och är med i referensgruppen för Hälsopedagogiskt Forum i Östergötland, en ny organisation med kontaktytor mellan sjukvård, folkbildningsorganisationer och patientföreningar.

1. Inledning

Behandlingstraditionen

Boken handlar om samspel och kommunikation mellan patienter, deras anhöriga och sjukvårdspersonal. Den rör sig i ett landskap som är format av gamla traditioner och mönster i samspelet mellan sjukvårdsapparat och patienter. Vi väljer att kalla detta landskap för behandlingstraditionen med de roller, förväntningar och attityder som den har skapat och ristat in i enskilda, institutioner och företagskultur.

Vi ställer frågan om denna behandlingstradition i alla hänseenden är ägnad att möta dagens och morgondagens utmaningar i sjukvården.

I boken har vi valt att begränsa ordet *brukare* till den som regelbundet mottar sjukvård på grund av kronisk/långvarig sjukdom eller funktionshinder, samt deras anhöriga.

Ordet patient används enbart i behandlingssituationen, till exempel vid inläggning på sjukhus eller behandling på mottagningen. Den norska lagen om patienträttigheter definierar det enligt följande:

- ”Med *patient* menas en person som vänder sig till sjukvården med önskemål om sjukvård och som sjukvården ger eller erbjuder sjukvård vid individuella kontakter”.
- ”Patientens närmaste *anhöriga* är den som patienten själv utpekar, oavsett familjerelation”.

Nya arbetsformer

Antalet personer med kronisk eller långvarig sjukdom ökar i vår tid. Samtidigt pekar hälsopolitiska mål på behovet av ökad kontroll av den egna sjukdomen och större självständighet hos den enskilda brukaren. Detta kräver att man måste finna andra och nya arbetsformer utöver de traditionella. Medicinsk behandling kan inte avhjälpa eller lösa alla hälsoproblem. Undervisning och vägledning för att lära sig kontrollera tillstånd kommer att vara minst lika viktigt.

I den norska lagen om hälso- och sjukvården som trädde i kraft den 1 januari 2001 fastslår man att undervisning av patienter och deras anhöriga är en av sjukhusens fyra viktiga huvuduppgifter. I den svenska lagen är detta inte utpekat lika tydligt. Men i vårt land har en stor del av sådana insatser skötts av patientföreningarna, och det existerar också många patientskolor på sjukhusen. Eftersom ursprungstexten är norsk finns här rikligt med exempel från Senter for laering och mestring, som har särskilt stort intresse eftersom brukare och sjukvårdspersonal träffas på en jämlik och neutral nivå.

Hälsopedagogik

Det är inte självklart att undervisning i sig själv bidrar till ett förbättrat hälsotillstånd eller ökar patienternas förmåga att bemästra. Sjukvårdspersonal har fackkunskaper, medan viktiga kunskaper om hur det är att leva med sjukdomen i vardagen finns hos erfarna brukare (patienter, anhöriga).

>> För att lyckas med att skapa en god undervisning är det viktigt att sjukvårdspersonal och erfarna brukare *samarbetar* för att planera och genomföra upplägget.

Utmaningen handlar till stor del om att ändra inarbetade förväntningar och handlingsmönster mellan patienter och sjukvården. Med mönster menar vi sätt att tänka, vanor, arbetssätt, rutiner och attityder.

Hälsopedagogik handlar mycket om att förstå vilka mönster som främjar undervisning och kontroll, och vad som kan förhindra detta.

Samarbetet mellan patient och sjukvårdspersonal kännetecknas – grundläggande – av (ömsesidigt) beroende:

- Den som behandlar kan och vet.
- Patienten kan bli en passiv mottagare av behandlingen.

- Behandlingen förstärker beroendet.
- Förväntningar om mer behandling – ”gör mig frisk” – kan uppstå.

Om undervisningen blir en fortsättning av behandlingsmönstret

- alltså med en person som har kunskapen
- och en person som inte har den

så kan detta bidra till att öka beroendet av sjukvård och det ger inte den önskade effekten – att bli förmögen att bemästra.

Patienten kanske börjar använda mer tid för att söka svar i sjukvården, i stället för att leta lösningar baserade på erfarenheter i den egna vardagen kopplat till förvärvad kunskap.

Sådan undervisning och vedertagen fackkunskap kan förhindra att patienterna bidrar med sin kunskap, sina erfarenheter, sina känslor och de liv de har levt. Det finns knappast någon tradition för att det sistnämnda ska vara en aktiv och prioriterad del av behandlingen och uppföljningen av patienterna.

» Den pedagogiska utmaningen ligger i att flytta uppmärksamheten från behandlarens roll som ”helbrägdagörare” till patienternas egenförståelse och den egna insatsen!

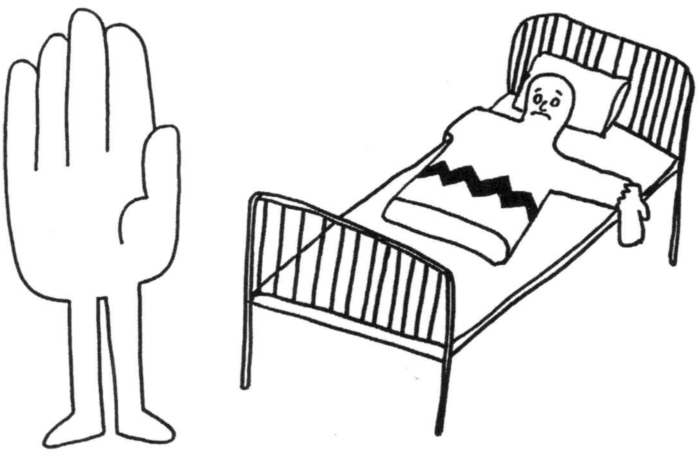

Eli Berg kommenterar sin bok *Kan doktorn se mig?* i en intervju i Aftenposten:

> "Det allra viktigaste jag har gjort som doktor är att hålla käft.
> Patienten blir huvudpersonen, och jag släpper all kontroll.
> Vi läkare måste sluta att vara allenarådande.
> Vi måste hämta impulser från världen
> utanför den etablerade medicinska organisationen."

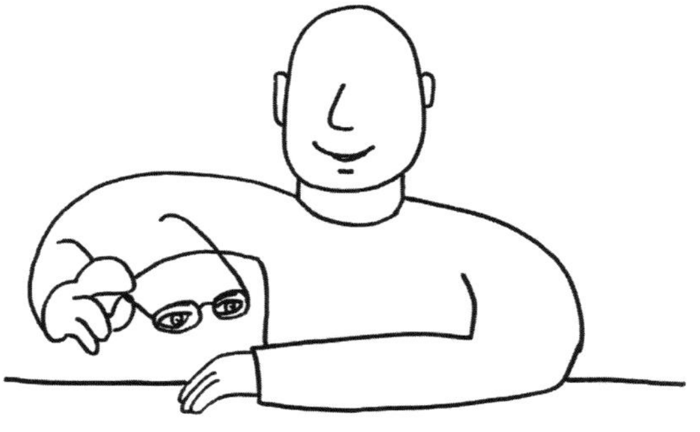

I den här boken lägger vi först och främst vikt vid hur "landskapet" ser ut när sjukvårdspersonal lägger ifrån sig "behandlingsglasögonen" och betraktar landskapet med "pedagogiska glasögon".

> Vissa ronder undrar jag
> vem som är huvudpersonen.
> Patienten eller doktorn?
>
> (Ur *Klinisk blick*, av Pia Dellson)

Med behandlingsglasögon kan vi riskera att bara se sjukdomen (skuggan). När sjukvårdspersonal tar på sig pedagogiska glasögon kommer de att se både människan och skuggan. Detta "glasögonbyte" är inte någon lätt uppgift. Sjukvårdssystemets kultur och tradition har starka rötter i det "akuta" – det vill säga att lösa "här och nu"-situationer. Behandlarrollen har tagit form i denna kultur. Pedagogen däremot måste börja med den enskilda människans upplevelse av sig själv i en given situation och i förhållande till omgivningen.

Världshälsoorganisationens definition av hälsa, 1991:
"Hälsa är inte bara frånvaro av sjukdom,
utan innebär också ett tillstånd av
fysiskt, psykiskt och socialt välbefinnande.
Hälsa hänger inte bara samman med medicinsk diagnostik
utan det blir också viktigt att kartlägga
personens egna upplevelser
av att bemästra sin egen tillvaro ----"

Hälsopedagogik handlar om att utgå ifrån patienternas tillstånd och livssituation som led i vägledning och behandling.

En höftopererad patient har i humoristiska ordalag beskrivit hur läkaren intensivt försökte ta reda på om han klarade av att böja 90° i höftleden vid träning. Själv var han mer intresserad av att kunna klippa tånaglarna!

Vi riktar sökarljuset mot etablerade rollmönster och pekar ut konkreta exempel på försök när behov och situation kräver nya eller alternativa arbetsformer och kommunikationsmönster.

Vi aktar oss noga för att gå in i "lärar-" eller "svarar-rollen", utan önskar mer än allt annat att ställa frågor som skapar reflexion och förhoppningsvis ett mer nyanserat närmande till patienter som "hela människor".

» Hälsa är att kunna leva så friskt
som möjligt trots sjukdom.

I boken *Living with a long-term illness* beskriver professorn i medicinsk psykologi Michael Sharpe och brukaren Frankie Campling funktionsnedsättning som en resa. På denna resa mot bemästrande och förbättrad livskvalitet framhäver de särskilt hur viktigt det är att brukarna blir medvetna om skillnaden mellan:

Sjukdomsdiagnos	Patientens sjukdomsupplevelse
↓	↓
Disease	Illness

När man har fått en diagnos på kronisk eller långvarig sjukdom finns ingen väg tillbaka. Resan är en kontinuerlig utveckling där man gradvis återvinner kontroll och blir bättre och bättre på att bemästra vardagen.

Det kan vara lockande för brukarna att förvänta sig att läkaren och annan sjukvårdspersonal ska göra jobbet åt dig. Vid långvarig sjukdom är det nödvändigt att förstå att det egna ansvaret och den egna insatsen är avgörande. Detta är en hel rad omständigheter som bara brukaren själv kan styra. Det handlar om att koncentrera sig på de delar av sjukdomen eller tillståndet som han eller hon kan kontrollera och förbättra. Det ideala är en god balans mellan det som behandlaren kan göra och det som personen själv kan göra. Kunskapen om bemästrande och förmågan att gå vidare utvecklas i ett ömsesidigt samspel.

Lärande och bemästrande

Lärande får inte förväxlas med undervisning eller upplärning. Undervisning ges av andra och kan inte bli annat än ett av många bidrag i lärandeprocessen.

> Det finns en historia om en pojke som berättade för sin kamrat att han hade lärt hunden att vissla.
> Kamraten: ”Jag kan inte höra att din hund visslar!”
> Pojken: ”Jag sade att jag hade lärt hunden att vissla, men jag sade inte att han hade lärt sig det!”

Lärande definieras ofta som ”en förändring av beteende”. Vi väljer att använda ”förändring eller förstärkning av mönster”, för mönster är ett begrepp som rymmer mer än beteende, till exempel sättet vi tänker och resonerar på.

När målet är att patienterna ska lära, bemästra sin sjukdom och göra självständiga val, så måste inte minst sjukvårdspersonal våga ta upp etablerade roller och traditionella mönster till granskning.

En brukare som själv har lång erfarenhet av att ha en allvarlig kronisk sjukdom beskrev det så här: ”Bemästrande är inte fysiska färdigheter, utan framför allt harmoni och balans i känsloapparaten”.

Paroll från Hörselskadades Riksförbund:
"Vi vill inte vara patienter – vi vill vara kunniga och duktiga konsumenter."

Bemästrande handlar om upplevelsen av att ha kraft att möta utmaningar och känsla av att ha kontroll över sitt eget liv.

Känslor

Det är svårt att skilja på kropp och själ. En diagnos som är knuten till kropp och fysik försätter också patienten i ett psykiskt tillstånd – ett tillstånd där skiftande känslor är ett framträdande kännetecken. Andra gånger kan ett psykiskt tillstånd, med rötter tillbaka i livet, ligga som en bakgrund och påverka om patienten tillfrisknar eller ej.

Det är därför viktigt att ställa frågor som är knutna till frågorna om livets mening och värdena i livet, som en del av livet med kronisk sjukdom. En del förstörs, en del förminskas, en del sopas bort.

I romanen *Halvbrodern* använder Lars Saabye Christensen begreppet "minnets avtryck" om den sammansatta och sammanvävda bilden av minnen som kan vara svårt att lyfta fram. Sådana bilder kan det vara viktigt att försöka "framkalla" för att förstå patienterna och deras olika situationer.

Tänk efter:
Vad innebär livets mening, livsvärden?

Tillståndet påverkar återigen anhöriga och vänkretsen. Eller som en strokedrabbad uttryckte det: "När jag fick stroke fick hela familjen stroke."

Anhöriga kan uppleva att de är helt ensamma med sina känslor, för att de inte vill belasta den som är sjuk.

I behandlingen av patienterna har man brytt sig mindre om förhållandet till anhöriga. Deras känslor och dagliga kamp har fått för liten uppmärksamhet i uppföljningen av kroniskt sjuka. Vi kanske bjuder in anhöriga till informationsmöten för att de ska få kunskap, men vi är mindre intresserade av vilka tankar och känslor de brottas med. Vi måste ställa oss frågan – vilken betydelse får känslorna när

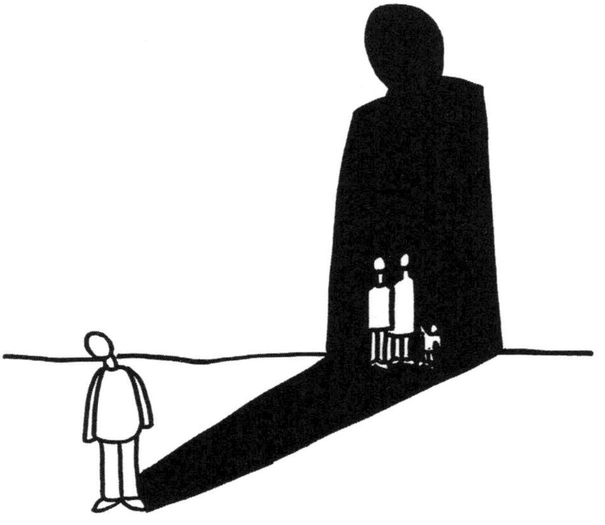

en människa ska leva hela sitt liv med en kronisk sjukdom? Inslaget i *Aftenposten* den 5 september 2000 är ett tydligt exempel med bakgrund i en undersökning vid Baerums sjukhus.

> SVÅRT ATT LEVA MED HJÄRTSJUK MAKE
> Flera än förväntat säger att det är problematiskt att leva med en hjärtsjuk. Hälften av de anhöriga uppger att deras liv begränsas av partnerns sjukdom. Detta visas i en ny norsk undersökning. Det innebär en evig rädsla för att mista den du håller av.

Handledning

> Handledning ska bidra till att individen gör självständiga val och får kraft att bemästra sin egen livssituation.

Handledning är ett helt centralt begrepp när vi ska arbeta med lärande och bemästrande vid kronisk sjukdom.

Från inledningskapitlet i boken *Doktorn, förstår du? – Mot en humanistisk läkarutbildning* av Edvin Schei och Arild Gulbransen (red) har vi hämtat följande citat:

» "Sjukdom har en betydelse. Det är sjukdomens betydelse för personen och personens livsutveckling som avgör hur djupt lidandet blir. Omvänt kan betydelsen av livshändelser utlösa, förvärra eller lindra sjukdom. Läkare som ska hjälpa sjuka och bidra till hälsa och läkande, bör därför inte bara ha insikt i biologi utan också i de fenomen som framför allt gör människan till människa, nämligen kultur, förnuft och förståelse."

"Det är patientens (eller de anhörigas) förståelse eller upplevelse av sig själva, sin livssituation, sin framtid och så vidare, som avgör om och i vilken grad ett biologiskt tillstånd eller hot innebär ett lidande.

Eftersom lidandet är knutet till förståelse och upplevelse och inte uteslutande till biologin i sig själv, måste läkaren som vill lära sig mer om vad som är bäst för den sjuke, skaffa sig insikt både i kroppens biologiska tillstånd och i just den här människans egen uppfattning av sitt tillstånd och konsekvenserna av detta. Behandling innebär självklart att göra det man kan för att återupprätta en frisk biologisk funktion, men detta måste ingå i ett överordnat ändamål som är att stötta den lidande patienten. "Sällan läka, ibland lindra, alltid trösta", grekernas gamla devis avslöjar djup insikt."

Här citeras, fritt översatt, Ludwig Wittgenstein ur ett brev till en psykiater:

"Betrakta dina patienter, dessa människor i svårigheter, och gläd dig över möjligheten att säga "God Natt" till så många.
Detta är helt enkelt en gåva från himlen som många skulle avundas dig..."

Metoder i boken

Bokens teman kommer att röra sig i gränslandet mellan pedagogik och psykologi. Vi använder konkreta modeller för att illustrera pedagogiska försök och kommer med en del tips för att stimulera lärande och förmedling av budskapet.

Vi har valt att skriva i en form som är enkel att hitta i.

I framställningen använder vi en del dikter och citat för att belysa och stimulera till eftertanke. Vi har särskilt lagt vikt vid att använda dikter eftersom lyrik i form och innehåll ofta utlöser andra "bilder" hos läsaren än traditionell prosatext. Kanske stimulerar det också till en annan typ av reflexion och samspel med brukarna.

Från Inge Eidsvågs bok *Läraren* har vi saxat följande:

> "En dikt där vi förstår allt med en gång, känner vi oss ofta färdiga med i samma ögonblick som vi har läst den. Man hoppar över orden samtidigt som de virvlar bort genom den ytliga förståelsen. Det blir inget kvar för undrandets pirrande blick. Men är inte dikten till för att vi ska förstå den? Jo, men lika mycket för meditation, för att vara en källa till oro i sinnet, en ordmusik för att ringa in det ordlösa.
>
> Det finns inget facit när det gäller konst, därför att konsten alltid strävar efter att öppna nya rum utanför förståndets kategorier. Så är det också med undervisningen. Mycket kan visserligen beskrivas, analyseras och utvärderas. Men inte allt. Det betyder inte att det är mindre värdefullt. Bara att det är något som måste upplevas i rummet bortom tabellerna och rubrikerna."

En hälsopedagogisk strategi ska stimulera människor till att använda hela sig själva – sina tankar, sinnen och känslor till reflexion och aktivitet. Därför har också flera av dikterna "skrattet på lut". För som det är sagt: Ett gott humör gör det möjligt att utstå allt.

> "Konsten är att gå in i en vägg med huvudet före och komma ut fräsch och klokare på andra sidan."
>
> Gunilla Dahlgren

2. Brukarna som kunskapskälla

2.1 Expertis och erfarenheter

När vi har upptäckt något nytt, fått ny kunskap, säger vi oftast att vi har lärt något. Om vi har lärt, har det kanske lett till nya perspektiv, andra sätt att göra saker på och större förmåga att klara olika situationer.

Eftersom kunskap och lärande är två sidor av samma sak är det helt nödvändigt att ställa frågorna:

- Vad är kunskap?
- Vad är viktig kunskap?
- Vad är riktig kunskap?
- Vem definierar vad som är kunskap?
- Var söker vi kunskap?
- Vad ska kunskapen användas till?

När vi ska förmedla kunskaper till patienter och anhöriga, så att de bättre kan möta och ordna vardagens göromål och utmaningar blir synen på kunskap avgörande för resultatet av lärandeprocessen.

Tänk efter:
Vad är det första som slår dig när du hör ordet kunskap?

Vi närmar oss frågan genom två verser ur en norsk dikt:

HUNDVALPEN
(----)

Den enda visdomen i världen
har visdomens väktare gömt
bakom formler och damm och lögner.
Att förnimma med nakna ögon
är något de lärda har glömt!

Men den som är öppen i själen
och ny och förundrad och ren,
han *ser* där de andra är blinda.
För honom finns mycket att finna
till och med i en rännsten!

André Bjerke
(Fritt översatt från norskan)

De flesta av oss använder ”glasögon” när vi betraktar världen. Vi ser i stort sett det vi har kunskap om (eller teori om) från tidigare.

» När uppmärksamheten riktas mot den medicinska delen av sjukdomen, kommer patienten att ”se” annorlunda ut än om vederbörande själv får prata om och beskriva sin upplevelse av sjukdomen.

Den som bestämmer i detta samspel, avgör också vilken kunskap som ska komma fram. Det är inte antingen eller, men den som har fackkunskapen bör sörja för att upplevelser och erfarenheter kommer upp vid samtal i samband med behandling. Detta sker när det skapas tillit i förhållandet patient-behandlare. Patienten blir tillräckligt trygg för att berätta och behandlaren kan ge sig tid att lyssna och fråga. Det förutsätter att behandlaren är trygg nog för att släppa in annan kunskap än sin egen.

Efter hand som kroniska och komplicerade sjukdomar alltmer präglar hälsofrågorna verkar erfarenheter från patienter och anhöriga få större och större betydelse som behandlingskälla. Frågan är om denna källa får tillräcklig uppmärksamhet.

Erfarenhet är samlad kunskap även om den är osystematisk och vi kan bekräfta eller avfärda betydelsen med fackkunskap.

Tänk efter:
Hur visar vi i praktiken att patienterfarenhet är värdefull?

Eli Berg har i sin bok *Kan doktorn se mig?* pekat på hur viktigt det är att:

> "Patienternas livserfarenhet blir giltig kunskap i det medicinska rummet".

Uppmärksamhet stimulerar både till att skaffa sig erfarenheter och förmedla dem vidare. Om det inte finns någon sådan stimulans, är det större risk att patienterna bara berättar det som de tror personalen vill höra, samtidigt som de anpassar sig till "fackprofessionens" språk.

» Patient- och anhörigerfarenhet kan bli nyttig kunskap först när experterna ger den uppmärksamhet och därmed ett värde.

> "En sjuk man vet mycket som den friske inte anar".
>
> Arne Garborg
> (Fritt översatt från norskan)

Det är viktigt att patienten får *beskriva* och *berätta* ur livets erfarenheter. Stress och förväntningar på behandling och läkemedel ger kanske inte utrymme för just en sådan kommunikation. Ofta tror brukarna att de inte kan "belasta" sjukvården med frågor "vid sidan av". De tänker ofta att det vardagliga inte kan mäta sig med det "professionella".

>> Men det är i vardagen som brukarna lever
– och det är vardagen som de ska bemästra.

Tänk efter:
Hur kan sjukvårdspersonal sätta sig in i brukarens situation?

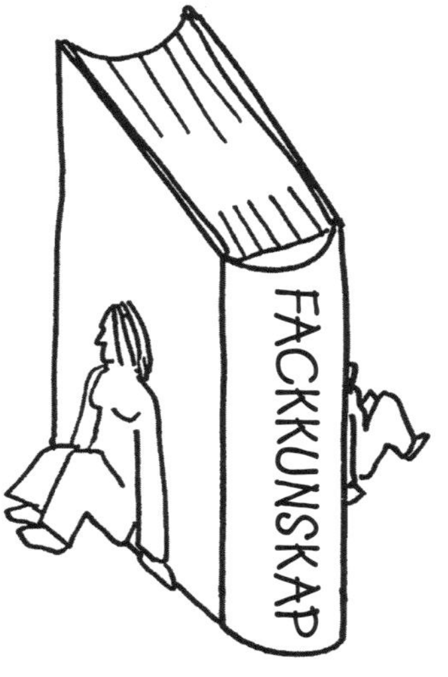

Om sjukvårdspersonal ensidigt stöder sig på sin specialiserade sakkunskap, kan de delvis hindra patienten att berätta om hur livet med sjukdomen yttrar sig.

Etablerade roller och strukturer har ofta stått i vägen för denna slags kommunikation.

Ändras mönstren så ändras också förväntningarna i samspelet.

Etablerad kunskap om "diagnoser" kan hindra sjukvårdspersonalen att se människan bakom. Fundera över nedanstående citat:

"Diagnoser är ett sätt att skapa – skenbar – ordning i en svårhanterlig verklighet".

Claes Andersson har skrivit en tidig dikt som heter *Till minnet av Kraepelin* :

Hon som rör sig sådär ryckigt är schizofren
Den där orörliga är kataton
Han som sitter naken i isoleringsrummet är deprimerad
Hon som svävar en halv centimeter ovanför golvet är manisk
Hon som krampar är epileptiker
Han som stirrar sådär är idiot
Hon som står hela dagen i duschen är tvångsneurotiker
Han som hängt sig är död
De som förvånat betraktar allt detta
Är personalen

Å andra sidan kan diagnosen också innebära en befrielse för patienten:

"--- En diagnos kan erbjuda en känsla av kontroll, bekräftelse, ja till och med av förutsägbarhet och trygghet. Ibland kan känslan av förutsägbarhet vara av oväntad art. När den brittiske författaren Anthony Burgess fick diagnosen elakartad hjärntumör blev han först förskräckt men fylldes sedan av tillförsikt över att ha fått veta vad han skulle dö av. Han insåg att han hade fått garantier för att han inte skulle drunkna eller omkomma i en bilolycka.

Han levde och skrev för övrigt i åratal efter att läkarna hade förutsagt att han skulle vara död.

Diagnoser dyker upp, gör karriär och försvinner. Insikten att känslor har med kroppen att göra – som vi (enligt min mening) till vår olycka har tappat bort – var självklar på sexton- och sjuttonhundratalen och då tog man också för givet att de kunde vara sjukdomsframkallande. På 1700-talet blev hemlängtan – nostalgi – definierad som en sjukdom som soldater kunde drabbas av, liksom unga flickor som tjänade piga långt borta hemifrån. I och med att diagnosen fanns började det te sig farligt att alls lämna hemmet."

(Ur *Den goda beröringen. Om kropp, hälsa, vård och litteratur* av Merete Mazzarella)

Tänk efter:
Vad händer när vi ”vänder på” förväntningarna? När vi bortser från de etablerade rollerna?

Michele L. Crossley debatterar värden och mening i samband med sjukdom och smärta – i boken *Rethinking Health Psychology* poängteras hur viktigt det är att ta på allvar vad människor berättar. Som en brukare har sagt: ”Det som sker med min kropp, sker också med mitt liv.” Vid sjukdom måste man knyta samman insikter och tankar om livets mening. Sjukdom är erfarenheten av att leva med en diagnos.

» Vid kronisk sjukdom är kunskap lika viktig som mediciner.

Det förutsätter att patienten berättar och beskriver sin livserfarenhet så att professionell personal genom att lyssna och fråga kan knyta sin kompetens och behandling till denna erfarenhet. Samtidigt kan behandlarens sätt att tala med patienten bidra till att de blir mer analyserande i förhållande till sin livssituation.

Figuren nedan illustrerar något av detta:

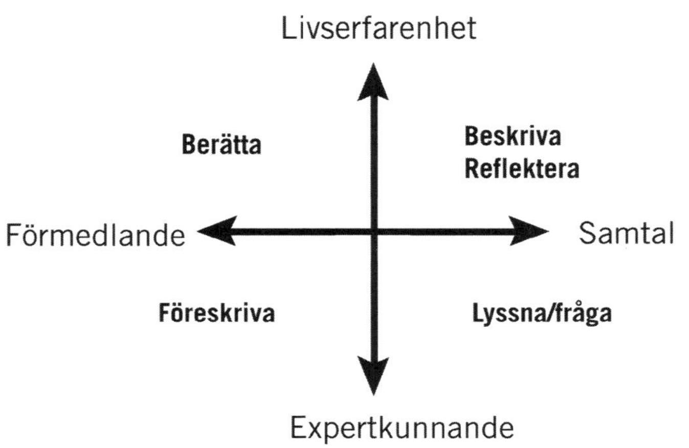

Ett bra bemästrande kräver att man blir medveten. När brukarna registrerar och beskriver egna erfarenheter i samtal med sjukvårdspersonal kan de få stöd för att hitta lämpliga svar och lösningar på egna utmaningar.

I denna situation blir ömsesidigheten mellan patienterna och sjukvårdpersonal avgörande. Brukarerfarenheterna ska utlösa fackkunskap som bidrar till att de sjuka reflekterar och kommer till klarhet över sin situation. De får bättre kunskap för att "se", de ökar sin egen "vardagsexpertis" och stärker därigenom det egna bidraget i behandlingen.

Det är en utmaning för sjukvårdspersonal att träna patienter och deras anhöriga för att observera och medvetandegöra förhållanden som är viktiga i vardagen. På det viset kan behandlaren få en bättre bakgrund för frågor och därmed få patienterna att berätta om sin livssituation.

» Kunskap är ett verktyg för att se och upptäcka – även för brukarna.

Kristin Heggdal har skrivit boken *Kroppskunskapande – Patienten som expert i hälsobefrämjande processer.* I boken efterlyser hon en ny syn hos myndigheter där uppmärksamheten ska styras från diagnoser och sviktande funktioner till hälsobefrämjande krafter och resurser hos brukaren. "Kroppskunskapande är en grundläggande process för utveckling av personlig kunskap om den egna kroppen, bemästrande, hälsa och välmåga".

Hon använder begreppet "kunskapande" för att tydliggöra att bemästrande är en förbättringsprocess – "en resa" – där brukaren ökar sin självinsikt och sin kunskap om hälsa, kropp och känslor genom att aktivt bearbeta egna upplevelser och tillägna sig nödvändig kunskap om sjukdomen och funktionsnedsättningen.

Som utgångspunkt för lärande och bemästrande är "mestringskunnskaping" ett skarpare tillvägagångssätt. Bemästrande är framför allt en kontinuerlig och kreativ process, steg för steg.

2.2 Rollförståelse

Tänk efter:
Vilken medvetenhet
har vi för att
genomföra ett
"rollbyte"?

Den vanligaste rollen och det starkast inarbetade mönstret för den som har sjukdomen är att lägga problemen i händerna på den hjälpande experten. Patienten överlåter kontrollen till sjukvårdspersonalen och blir själv passiv mottagare av "expertens" val och lösningar.

Naturligt nog känner sig sjukvårdspersonal duktiga när de ger svar, också för att patienten förväntar sig det. Ibland är en sådan "besvarar-roll" på sin plats, andra gånger är den ett hinder för att använda patientens erfarenheter.

Om sjukvårdspersonal i större utsträckning tar på sig frågarrollen kommer detta gradvis att hjälpa patienten att leta efter egna svar och möjligheter. Patientrollen övergår i en aktiv brukarroll.

» Om sjukvårdspersonal hela tiden tar på sig "besvarar-rollen"
över patienternas huvud
minskar de möjligheterna för dem
att lära sig lösa problemen självständigt.

Om patienterna ska få tro på sitt eget bemästrande måste de också ha tillit till att deras egna erfarenheter är nyttig och viktig kunskap i denna process.

Det är helt nödvändigt att sjukvårdspersonal vägleder patienter/brukare i att utveckla en sådan tillit.

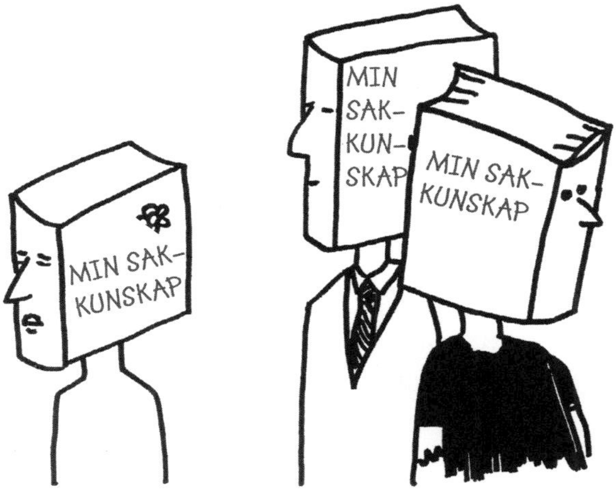

Det betyder *inte* att de professionella experterna ska sluta ge råd eller svara, men råden måste komma vid den *rätta tidpunkten, så att brukarna kan stöttas i att göra självständiga val och ta beslut i förhållande till sin egen livssituation*.

2.3 Känslor och upplevelser som kunskap

En person med kronisk eller långvarig sjukdom måste hela tiden ta hänsyn till sin diagnos och leva med en rad yttre omständigheter som påverkar livskvaliteten. Det gäller praktiska och känslomässiga utmaningar av individuellt slag, såväl som ändringar i samspelet med familj, vänner och övriga i omgivningen.

Erfarenheten säger att det finns en skevhet i den kunskapsbild som sjukvårdspersonal förmedlar till brukare. Sjukvårdspersonal lägger stor vikt vid saklig och fackmannamässig information om sjukdom och diagnos. Mycket kunskap om kroppen, men mindre om känslorna.

Brukaren å sin sida får ofta starka känslomässiga reaktioner, och är i första hand upptagen av detta. Men den känslomässiga upplevelsen av den egna situationen står ofta inte alls i fokus vid patientutbildningar.

Sjukvårdspersonal har egentligen oftast bra erfarenhet och skulle kunna informera om vilka känslomässiga reaktioner som den enskilda brukaren och de anhöriga drabbats av eller kommer att möta, när sjukdomen har kastat omkull deras vardag. Men man tänker ofta inte på känslor som *fakta* i sådana här situationer, särskilt inte i vardagslivet.

> "Ilska är en del av bränslet i mitt arbete. Jag tror inte man kan se världen utan att känna ilska. Hur skulle man annars bli motiverad?"
>
> Harry Belafonte

Många människor saknar ord för att uttrycka känslor. Instängda och obearbetade känslor kan över tid förorsaka psykosomatiska symptom. Det kan därför vara förebyggande att hjälpa brukarna att tala om sina känslor: sorg, glädje, rädsla, aggression och ilska.

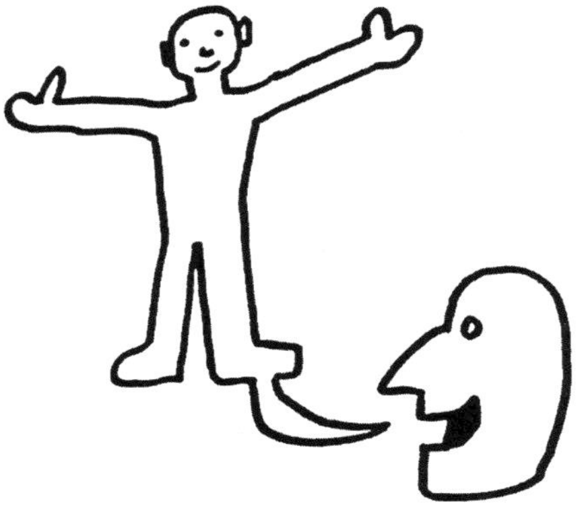

Många brukare som skrivs ut från sjukhus har upplevt tillbakagången från den trygga behandlingssituationen till hemmasituationen med otaliga utmaningar och krav i vardagen. Känslor styr i stor utsträckning våra handlingar, och därför behövs det faktiskt kunskap om hur man bättre ska kunna tackla denna sida av sjukdomen.

Brukarna står inför helt annorlunda och nya krav för att bemästra sin situation jämfört med det vanliga/invanda. Man måste kraftsamla för att återvinna kontrollen över livssituationen. Sjukvårdspersonal förefaller alltför passiva när det gäller att ta tag i just denna sida av sjukdomen, att stimulera brukare och anhöriga att berätta om hur de upplever sin situation, faktiskt och känslomässigt.

Livsbilden har ändrat sig – fysiskt och psykiskt.

I tankarna är man ofta ensam med sjukdomen, och det är lätt att komma in i negativa tankebanor. Det är en viktig uppgift att ”vända” sådana mönster. Därmed kan också sjukvårdspersonalen utvidga sin repertoar i sättet att informera på. Fackkunskap är också kunskap om känslor.

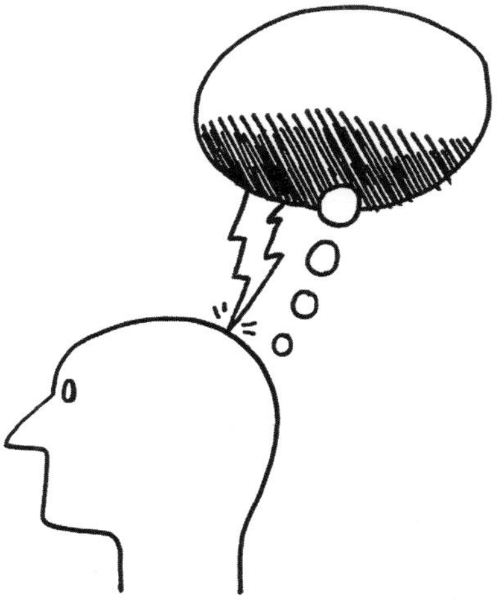

PANIK

Står i vestibulen på sjukhuset
har varit hos en läkare
som skulle förklara för mig
något jag visste förr
medan det var något annat
jag egentligen funderade på
och var rädd för.
Står och är livrädd –
mitt inre alarm tjuter –
vet inte vart jag ska –
eller ens rumsnumret!
Men vad jag heter
tror jag trots allt att jag vet.

Klarar inte att läsa
det som står på skyltarna.
Folk ser på mig.
Törs inte fråga,
för jag vet inte
vad jag ska fråga om.
Livrädd!
Hjärtat hamrar vilt.
Så är det att ha panik.

Solveig Sindre
(Fritt översatt från norskan)

"Om du inte ser människan,
Utan bara handikappet,
Vem är då handikappad?"

Helen Keller

Crossley påpekar att när man berättar och ökar den egna medvetenheten, så kan folk ge sina erfarenheter större tyngd och därigenom bidra till att stärka sig själv och andra. Detta kan gälla både i förhållande till andra brukare och till sjukvårdspersonal.

I boken *Vägen till ett bättre liv* citerar Jan Seidel filosofen Aristoteles:

"Även om vi menar att
all kunskap är värdefull,
är det ändå vissa kunskapsområden
som bör värdesättas högre än andra,
antingen för att kunskapen utmärker sig
genom större noggrannhet,
eller för att ämnet framträder som mer upphöjt och storslaget.
Av bägge dessa skäl bör kunskap om själen sättas först."

Tänk efter:
Hur ofta informerar sjukvårdspersonal om vanliga känslomässiga reaktioner och hur man ska tackla dessa?

Viktor E Frankl har i *Livet har mening* uttryckt detta mycket tydligt:

"I våra dagar då den medicinska vetenskapen
vet åtskilligt om de psykiska sammanhangen
går det inte att behandla sjuka människor
som om man bara ser sjukdomen,
men inte människan.
Man måste ta hänsyn till människan
som ett väsen som upplever och lider."

2.4 Samarbete

Det är tre roller som i sin tur påverkar varandra i bilden nedanför:

- Patient/brukare
- Anhörig/brukare
- Behandlare

Det borde därför vara helt naturligt att utnyttja det utbud av kunskaper som de olika aktörerna i denna bild besitter både när det gäller fackkunskap och känslor – som fakta. Brukare understryker att ingen sida av livet blir oberörd när de får en långvarig sjukdom: arbete/skola, samvaro med andra, vem du är och vem du blir.

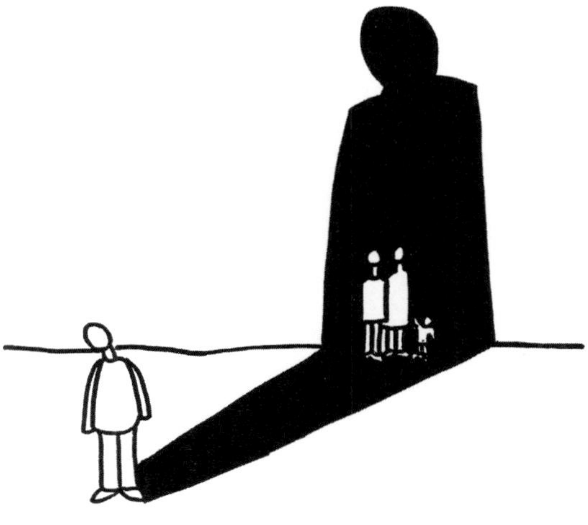

När en person drabbas av sjukdom drabbas de som står närmast ofta av känslor som de inte vet var de ska göra av. För patienten själv kan det bli särskilt belastande att uppleva sådana känslor hos dem som står en nära. När man själv måste kämpa, kan det bli en extra belastning att också införliva andras kamp inom sig.

Naturligtvis är det stor skillnad på hur patienter och anhöriga tacklar livet med sjukdomen. Erfarenheter från verksamheten vid *Laerings- og mestringssenteret* tyder på att det i många fall är viktigt att ge riktig och nödvändig kunskap till patienter och anhöriga samtidigt. Detta gäller också kunskap om anhörigas situation. Patienter har ofta givit uttryck för att de efteråt förstått anhörigas reaktioner bättre, att de inte hade kunnat föreställa sig att anhöriga kunde uppleva det på detta viset. När man möter kunskapen tillsammans blir patienten och den anhörige ofta starkare tillsammans i vardagen.

För att kunna bemästra vardagen har också flera framhävt behovet av att bearbeta sin situation åtskilt och i samtal med människor i samma situation. Detta kan variera mellan olika sjukdomssituationer. Upplevelser av skräck, ångest, rädsla, eller hopp, tro och tillförsikt varierar från person till person och mellan diagnosgrupper.

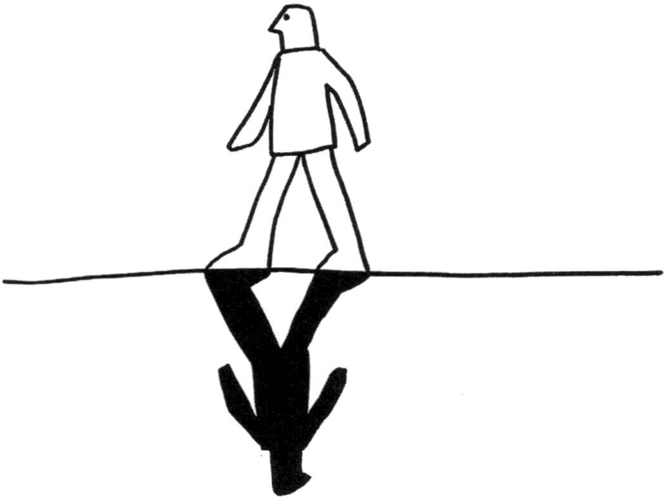

Erfarenheten säger att det inte bara är föräldrar, barn och/eller syskon som behöver kunskap. Mostrar, morbröder, barnvakten, svärföräldrar, farföräldrar och vänner kan känna stort behov av att veta och förstå.

I behandlingen och uppföljningen av patienterna har sjukvården under lång tid använt sig av team där personer med olika professionell bakgrund deltar.

» När man planerar och genomför utbildning för personer med kroniska sjukdomar, är det väsentligt att utvidga den multiprofessionella gruppen till att också omfatta personer som lever med sjukdomen i vardagen.

Sjukvårdspersonal har fackkunskaper, medan brukarna har vardagskunskaperna. Det är mycket viktigt för resultatet att sjukvårdspersonal och erfarna brukare samarbetar om att planera och genomföra och utvärdera ett upplägg.

»

Kriterier för att finna *brukare* som ska delta i sådana team:
- De ska själv ha sjukdomen eller vara nära anhörig.
- De ska inte alltid ha tyckt att det var lätt att ha sjukdomen, men de tacklar den nu.
- De ska känna till andra med samma sjukdom så att de förstår att alla inte har det precis som de själva.

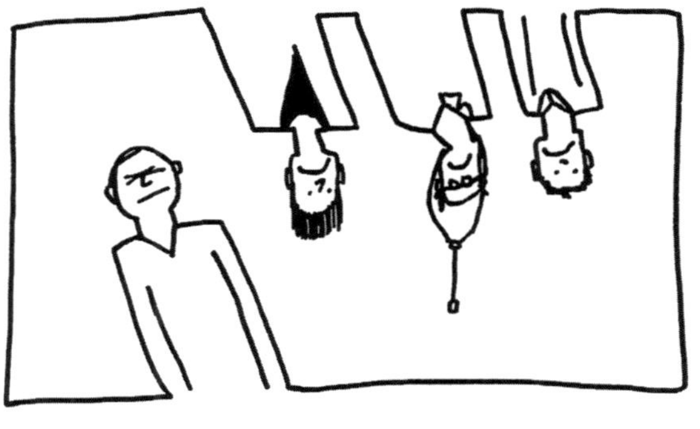

Lärande och bemästrande är ett område som passar utmärkt för ett *jämlikt* samarbete mellan sjukvårdspersonal, erfarna brukare och brukarorganisationer.

Detta samarbete handlar inte om att sjukvårdspersonal först ska ordna med utbildning, för att efteråt fråga brukarna vad de tycker om det. Här handlar det om att planera tillsammans från och med de första trevande planerna.

Arbetet vid *Laerings- og mestringssenteret* på Akers sjukhus i Oslo bekräftar nyttan med den här metoden (LMS-metoden):

- Läroplanerna blir bättre anpassade till målgruppen.
- De som själva har erfarenhet av att bemästra sjukdomen i vardagen kan berätta om vad brukarna har behov av att lära sig och om hur upplägget ska vara för att de ska lära.

- Planeringen av informationsutbudet (kurs eller dylikt) går fortare än om multiprofessionella sjukvårdsteam planerar ensamma.
- Sjukvårdspersonal som samarbetar med erfarna brukare på detta sätt ger ofta återkoppling om att de har haft stor egen nytta och lärt sig mycket av samarbetet!
- Deltagarna brukar ge entydig feedback om att de har lärt mest av erfarenheten från dem som har haft sjukdomen ett tag. Men det är viktigt att man understödjer sådana erfarenheter med fackkunskap.
- Det är viktigt att sjukvårdspersonal också har varit närvarande i genomförandet av upplägget. Faktainlägg bör emellertid vara mycket korta, så att det blir gott om tid till samtal och utbyte av erfarenheter.

Efteråt fyller deltagarna i ett frågeformulär som läggs till grund för ett utvärderingsmöte. Gruppen, som består av sjukvårdspersonal och erfarna brukare går igenom erfarenheterna tillsammans och enas om hur upplägget ska genomföras nästa gång.

BRUKARE VET VAR SKON KLÄMMER.
LMS-metoden, som utvecklades genom ”Prosjekt **L**aerings- og **M**estrings**S**enter” vid Akers universitetssjukhus 1998 är en metod för kvalitetsutveckling. Processen med planering, genomförande och utvärdering, för att därefter planera igen, är lik Deming-hjulet, en metod som skapades i Japan i början av 1950-talet. En viktig förutsättning i LMS-metoden är att ”den som har på sig skon och vet var den klämmer” är med i planeringen och genomförandet av utbildningen.

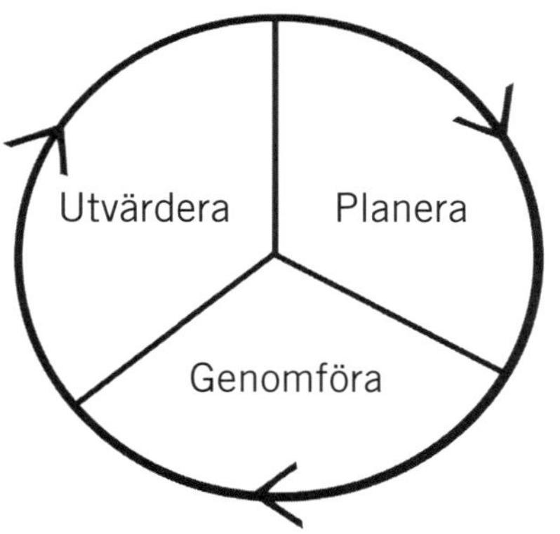

Sammanfattningsvis blir erfarenheter och brukarnas upplevelse av sjukdomen värdefulla när de får uppmärksamhet, uppnår status som viktig kunskap och blir använd och organiserad i situationer där brukare och sjukvårdspersonal samarbetar tätt tillsammans och mot ett gemensamt mål.

Tänk efter:
Vilka möjligheter har vi att organisera lärande efter denna modell?

I samband med detta är det viktigt vilka situationer, anledningar och mötesplatser som finns för att stimulera samarbete, ömsesidigt lärande och kompetensökning hos sjukvårdspersonal och brukare. Kompetensutvecklingen accelererar när man blir medveten om vilka möjligheter det finns.

Det är viktigt att medvetandegöra personer på alla mötesplatser där människor kommer för att inhämta kunskap så att de använder arbetsformer som förstärker lusten att lära mer och gå vidare i utvecklingen.

2.5 Brukarnas erfarenheter i samhällsutvecklingen

Många självklara detaljer i vår omgivning har startat som "handikappanpassning", t ex automatisk öppning av dörrar i varuhus och ramper för rullstol som blev praktiska för barnvagnar. Hissar och väldimensionerade toaletter är andra sådana exempel. Nu är det dags att låta personer med kronisk sjukdom och funktionshinder bidra med sina erfarenheter på det mentala planet så att vårt samhälle blir en bra plats för alla. Attityden hos vårdare är här av största betydelse.

3. Hälsopedagogiska utmaningar

Hälsopedagogik handlar om samspelet mellan sjukvården och brukarna och vikten av att stimulera handlingar som stärker människors egna krafter och motverkar förhållanden som kan föra till passivitet och skadligt beroende.

"Jag vet inte hur jag mår.
Jag känner mig bra,
men min doktor känner mig bättre."

(Ur *Aforismer* av Henrik Tikkanen)

DEN SISTA GLÄDJEN
En man som kände sig litet trött och dålig
blev undersökt av läkaren, doktor Stöd.
På mannens fråga: "Är det mycket allvarligt?"
löd läkarens svar: "Ni är så gott som död."

Men *vill* ni leva får ni inte dricka
en droppe alkohol av något slag
och röka får ni självklart heller inte
och aldrig mer arbeta.

Vad kvinnor anbelangar så måste ni akta er
och undvika alla känslor. Det låter hårt
men jag måste också konsekvent förbjuda er
teater, bio, böcker, spel och sport.

En regel måste ni noggrant följa:
Ät aldrig mat som smakar gott.
Er diet är en sönderkokt fiskbulle
och ett glas vatten om dagen. Har ni förstått?
"Ja tack" sade mannen tappert.
"Och säg mig ärligt nu.
Ja svara, kära doktorn, får jag
köpa mig en julgran till jul?"

André Bjerke (Fritt efter norskan.)

3.1 Roller

Vi har redan betonat den traditionella sjukrollen. Den sjuke överlåter åt sjukvårdspersonalen att ta kontrollen och blir själv passiv mottagare.

Sjukvårdspersonal känner sig duktiga när de ger alla "facitsvar", och patienterna förväntar detta. En sådan förebild har en självförstärkande effekt. Varje gång ett problem dyker upp är det naturligt att uppsöka experterna för att få hjälp. I och för sig är det inte något fel med denna hjälparroll, men den tjänar inte alla mål lika bra.

I akuta situationer och vid ren medicinsk behandling efter "gammal" modell har den sin naturliga plats.

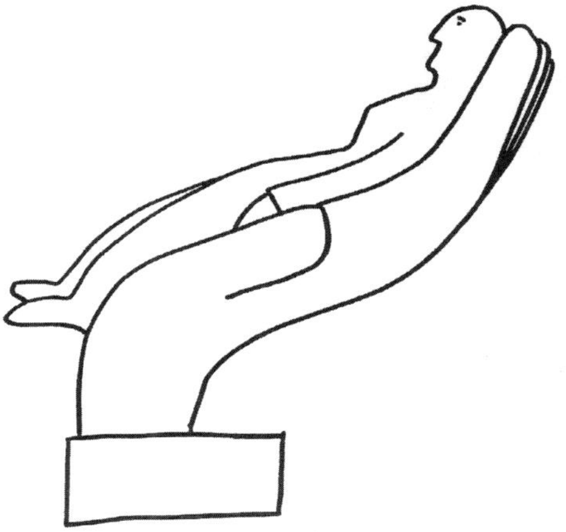

När vi arbetar med lärande och bemästrande som mål vid kronisk sjukdom, blir det nödvändigt att stimulera till att patienterna deltar aktivt och lyckas finna sina svar på egen hand.

» Den pedagogiska utmaningen ligger i att flytta uppmärksamheten från behandlarrollen som "friskgörare" till patientens självförståelse och egna insats!

De etablerade rollerna för behandlare, patient och anhörig är ofta så starkt förankrade i kultur och förväntningar, att det kräver en hög grad av medvetenhet hos samtliga parter för att göra sig fria från dem. Den gyllene pedagogiska regeln om att bryta mönster när man har kört fast gäller här.

Före medicinsk rehabilitering är det vanligt att sjukvårdspersonalen gör en kartläggning av funktionen och i stor utsträckning bestämmer förutsättningarna och håller i trådarna, även om patientens egen insats står i centrum.

När det gäller lärandet finns det ingen sjukvårdspersonal som styr vad brukaren ska göra. Att patienten/brukaren själv måste ta ansvar för lärandet, ställer speciella krav på undervisningen bland annat för att väcka uppmärksamhet och lust att lära hos dem som behöver det mest.

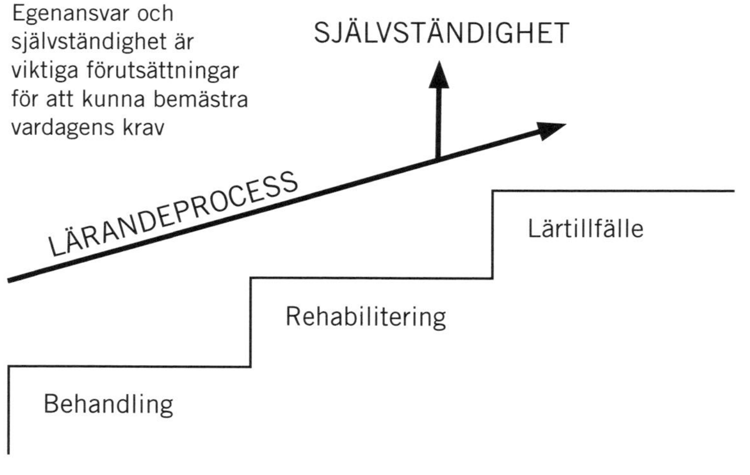

André Bjerke har beskrivit ett härligt samtal mellan läkare och patient – det talar sitt tydliga språk.

HOS HJÄRTSPECIALISTEN

Läkaren
Ni tror att ni lider av hjärtfel?
Patienten
Ett hjärtfel? Jag har säkert minst fem!
Det bankar så pass att jag… jag försäkrar att skjortbröstet står som ett spänt segel…

Läkaren
Har detta hänt förut?

Patienten
Nej, aldrig förr.
Å Gud, det hoppar igen!
Det gör ett hopp? I bröstet – som en antilop!
Läkaren
Då får vi lyssna litet med stetoskopet.
(Lyssnar till mannens bröst. Gör anteckningar.)

Patienten
Vad hör ni?… Jag ser att ni antecknar…
Fungerar hjärtat?

Läkaren
Jadå, det fungerar.

Patienten
Men hur? Ni måste säga det: slår det fel?

Läkaren
Nej, så normalt att det är onormalt.
(Tar av sig stetoskopet)
Är ni rädd för något?

Patienten
Ja, kolossalt!

Läkaren
Jaha. Vad är ni rädd för?

Patienten
Livet – och mig själv. Ni förstår jag har hittills varit en lugn och nykter man med lagom fantasi,
Och livet gled fridfullt fram för att … (läkaren avbryter)

Läkaren
Men nu?
Patienten
Ja, det är helt enkelt otroligt!
Jag gör vansinniga saker som jag aldrig förr hade drömt om. Vill ni veta vad jag gör?

Läkaren
Ja, gärna.

Patienten
Det är bara tokigheter; Jag går omkring – och så lägger jag märke till att det finns fåglar. Att en blomma doftar. Att vattnets sorl kan klinga som klockor.
Jag pratar med en häst. Jag ser himlen. Jag skriver dikt – ja, Ni kan skratta ihjäl er – och mitt eget hus har jag upplåtit till fyra hittills hemlösa katter!

Läkaren
Du store min tid.

Patienten
Tänk, jag som var normal! Jag har kommit i puberteten. Ja, det är ännu värre: tror ni mig när jag säger att sedan i lördags klockan två så har jag börjat älska mänskligheten!
Ni ser att jag är spritt språngande galen.

Läkaren
Känner Ni så?

Patienten
Jag känner mig så dum. Och det finns ingen medicin som hjälper mot mitt hjärtfel.

Läkaren
Har ni försökt?

Patienten
Med brom och Nervinal och åtta slags tabletter.

Läkaren
Hur började det?

Patienten
Med en mun som kysste mig. Och hennes kyss var frid. Jag minns hennes händer.

Läkaren
Vem är hon?

Patienten
Å, det är bara en som jag träffade härförleden.

Läkaren
Nåväl, då kan diagnosen ställas utan problem; det som ni drabbats av är uppenbarligen en hjärtskada.

Patienten
Heter det så på fackspråk?

Läkaren
Det populära namnet på det är: lycka.
Patienten
Har jag fått värmeslag?

Läkaren
Nej, ni har fått en chock – med effekten liv.

Patienten
Kan det botas?

Läkaren
En normalt nervös och sjuk person kan vi till nöds bota, men Ni,

min herre, lider ju av glädje, och där står vetenskapen maktlös.

Patienten
Men hur kan ni veta ? Kan ni se det? Kan alla se det?

Läkaren
Se er i spegeln.

Patienten
Jag ångrar att jag var så oförsiktig! Jag lider alltså av hjärtfel?

Läkaren
Ni lider av att hjärtat har *blivit bra.*

André Bjerke (Fritt efter norskan)

Ibland kan det vara på sin plats att fråga sig varför folk söker sjukvård.

- Är det en vana?
- Är det nödvändigt?
- Är det för att få uppmärksamhet?
- Finns det omständigheter som inbjuder till det?
- Är det för att få trygghet?

Hälsopedagogik handlar om att bli medveten om samspelet – och praxis i förhållandet till patienter och deras anhöriga. Det gäller att förstå de kommunikationsmönster som har utvecklat sig mellan läkare och patient – mellan sjukvården och brukarna. Behandlarrollen har blivit en trygg bekräftelse på och en förlängning av alla möjliga beroendeförhållanden i samhället. Det är tryggare att gömma sig bakom egen kunskap än att överlåta en del av kontrollen till den andre.

Rollsammansättningen nedan visar tydligt dessa beroenderoller:

Barn – föräldrar
Elev – lärare
Soldat – befäl
Arbetstagare – chef
Vårdsökande – vårdare

Inom dessa roller har vi tillägnat oss väldigt många kommunikationsmönster och rollmodeller. Några mönster lämpar sig bättre till lärande och bemästrande än andra.

Tänk efter:
Vilka kommunikationsmönster
känner du bäst igen?

Det är inte att förundras över att skolmodellen präglar sättet som patienterna får informationen på. Någon som vet ska förmedla till de mer ovetande. Om denna form väljs okritiskt är chansen att nå fram med kunskapen liten, särskilt om budskapet inte är förankrat i mottagarens föreställningsvärld och problemställningar. Eller om mottagaren blockeras av känslor.

3.2 Att möta kunskapen

> ”All kommunikation sker på mottagarens villkor. Om man lyckas beror på samspelet mellan behandlare och patient.
> Att våga lyssna är att våga sitta tyst en kort stund. Då kommer berättelsen, förklaringen till problemen. Patientens teori. Hans beskrivning av sitt tillstånd och sin placering på kartan. Först när vi vet den kan vi ge råd.”

(Ur *Att flytta berg* av Karin Sjögren)

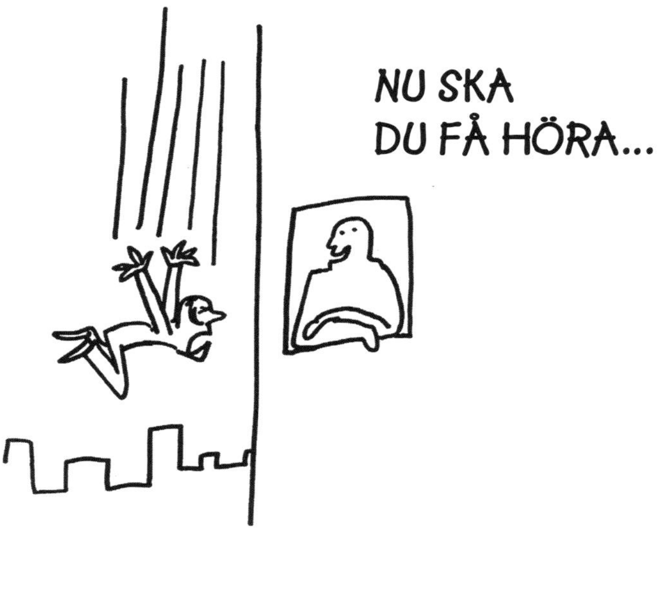

Känslomässiga reaktioner som rädsla, sorg och förtvivlan gör oss föga mottagliga för yttre påverkan. Många patienter och anhöriga har givit uttryck för att sjukvårdspersonal ger mest information just när de själva är minst mottagliga för att uppfatta budskapet; till exempel precis när de har fått veta diagnosen, eller precis i utskrivningsfasen från sjukhuset.

Ofta ger sjukvårdspersonal mer information än patienten behöver för stunden. Det som sägs uppfattas inte, kunskapen blir inte utnyttjad och kunskapsförmedlingen får inte någon bra effekt.

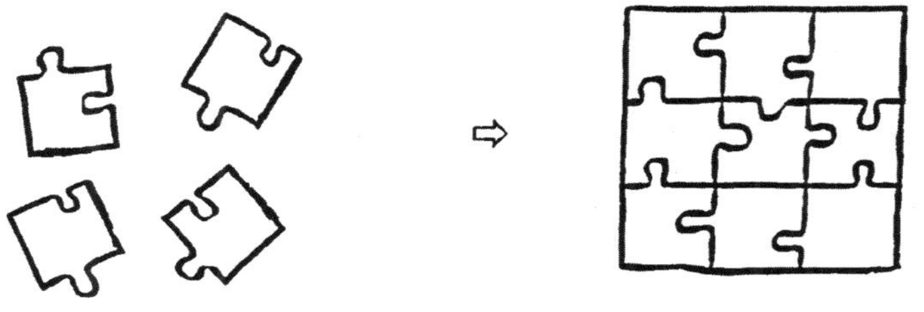

Sören Kierkegaard citeras ofta för att understryka hur viktigt det är att börja där människan är, med sina tankar, känslor och föreställningar:

HJÄLPARKONST
"...att man först och främst måste passa på
att finna en människa där han är,
om man verkligen ska lyckas med
att föra honom/henne till ett bestämt ställe,
och börja där.

Detta är hemligheten med all hjälpkonst.
Den som inte kan det,
han inbillar sig bara
när han tror att han kan hjälpa andra.

För att verkligen kunna hjälpa någon annan
måste jag förstå mer än han –
men ändå först och främst förstå det
som han förstår.

Om jag inte gör det,
så hjälper min överlägsna förståelse
honom inte alls."

Sören Kierkegaard

Information uppfattas mycket bättre om utgångspunkten är brukarnas egna frågor och erfarenheter. Men frågorna sitter ofta långt inne.

Vi behöver stimulera personer med kronisk sjukdom och deras familjer att be om vägledning och information när de själva behöver detta. Men brukaren ger ofta uttryck för att de *inte vet vad de ska fråga om!* De behöver få veta vilka frågor som det är vanligt att man ställer.

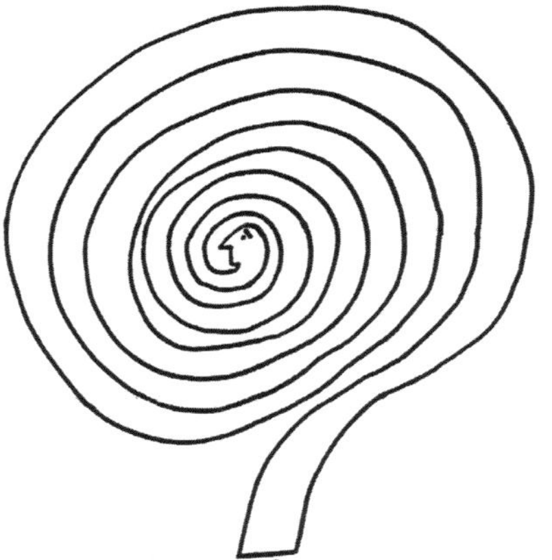

De har en tendens att låta bli att fråga om de tror att frågorna är "dumma" eller om de tycker att frågorna är svåra att ställa.

Tänk efter:
Hur ska vi uppmana brukarna att fråga och komma med egna erfarenheter?

Exempel på sådana frågor kan vara:
”Hur är det med samliv och sex?” eller
”är det vanligt med oro hos patienten och anhöriga?”

Det är lättare att fråga när man ser att *andra* frågar om samma sak.

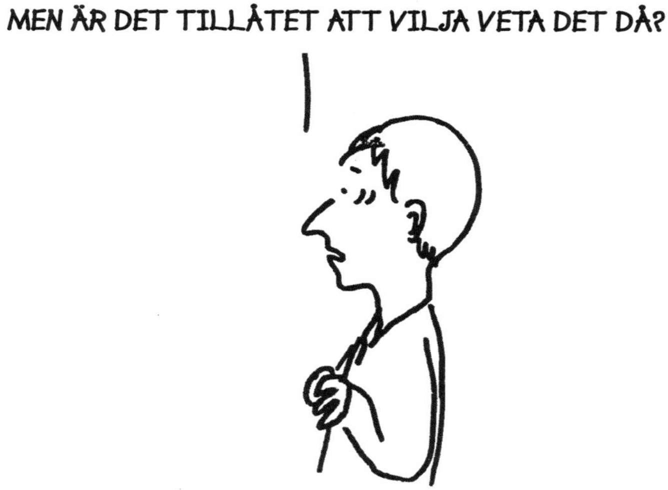

Laerings- og mestringssenteret har god erfarenhet av att sätta samman grupper av erfarna brukare och tvärfacklig sjukvårdspersonal med utgångspunkt från olika diagnoser.

Grupperna har skapat broschyrer med frågor som det är vanligt att folk ställer eller som det kan vara klokt att ställa. Materialet, som också har hängts upp som affischer, är en hjälp till att formulera frågor som brukarna själva grubblar över. I dessa frågefoldrar har man också gjort en samlad översikt om vart man kan vända sig för att få råd och svar.

Nedanför ser ni några frågor som ofta ställs.

1. Vanliga frågor vid *prostatacancer*:

- Finns det flera typer av prostatacancer?
- Måste jag ändra kosten?
- Finns det effektiv behandling? Finns det flera behandlingsmetoder?
- Kan jag bli frisk?
- Varför är jag så trött?
- Finns det hjälpmedel för män vid urininkontinens?
- Är det vanligt med oro hos patient och anhörig?
- Är prostatacancer ärftligt?
- Hur är det med samlevnad och sexliv?
- Vad ska jag säga till mina närmaste?
- Gör prostatacancer ont?

2. Vanliga frågor vid *språksvårigheter efter stroke (afasi):*

- Vad är afasi?
- Varför har jag fått afasi?
- Finns det andra sätt att göra sig förstådd på?
- Är det vanligt med svårigheter att skriva och läsa?
- Är det vanligt med svärord som kommer utan att man vill?
- Missförstår man mig ofta? Kan en del läsa men ändå inte förstå?
- Hör man själv om man använder fel ord? Kan det hända att jag svarar ja när jag menar nej?
- Finns det hjälpmedel? Kan alla använda dem? Kan det vara svårt att räkna?
- Vilka möjligheter har jag? Finns det vuxenundervisning?

- Är det lättare att hitta ord när jag har god tid på mig, i en lugn omgivning?
- Kan man träna genom att:
  – Prata med någon i vardagslivet?
  – Lyssna på radio, talböcker?
- Hur ska jag klara mig när jag kommer hem?
- Vem ska hjälpa mig om inte anhöriga kan?
- Finns det stöd för familjen?
- Hur bör man tala med den som har afasi? Är det bra att ställa ja/nej-frågor?

3. Vanliga frågor vid *reumatiska sjukdomar:*

- Vilken behandling kan jag få?
- Vad betyder kosten när man har reumatisk sjukdom?
- Ger medicinen biverkningar?
- Kan jag träna mig frisk?
- Varför är jag så trött?
- Ska man träna när man har värk?
- Hur är det med alternativa läkemedel vid reumatism?
- Hur ska jag lära mig leva med smärta?
- Hur inverkar en graviditet på min sjukdom?
- Kan jag bli frisk?
- Hur är det med samlivet?
- Hur påverkar sjukdomen inre organ?
- Är min reumatiska sjukdom ärftlig?
- Kan jag skaffa barn?
- Finns det effektiv behandling?
- Var får jag svar på vilka försäkringsskydd och vilken hjälp jag har rätt till?

Behandling – bemästrande

En annan viktig hälsopedagogisk fråga är förhållandet mellan behandling och bemästring.

Grundtvig har sagt: ”Ord skapar det som de säger”.

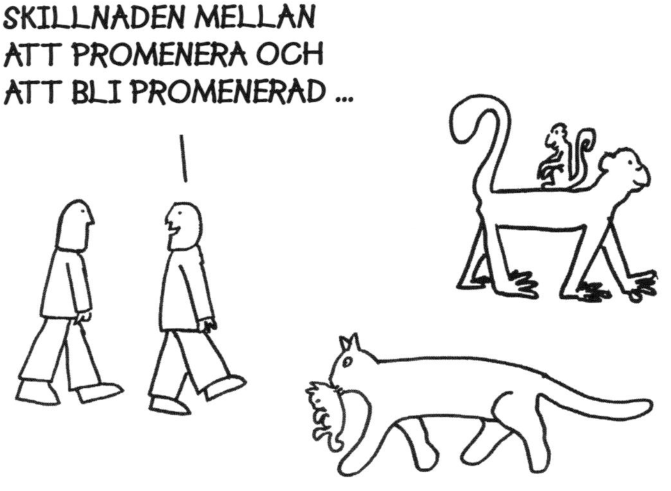

Patienterna har ofta lärt sig uttryck som att ”få träning” eller ”få behandling”. Det ligger en förväntan om att ”bli botad” i sådana uttryck. Förväntningar om den egna insatsen och ansvaret uttrycks oftast inte lika tydligt i vårt språk.

- I ordet ”behandling” ligger en passiv mottagande innebörd.
- I ”bemästrande” ligger en aktiv handlande innebörd.

I tid räknat tar behandlingen lite i anspråk, om man jämför med den tid som patienterna har för att träna utanför behandlingssituationen. Men uppmärksamheten på behandling är stor, både från patientens och behandlarens sida. Fokus på egeninsatsens arena är mindre framträdande.

Vi använder ofta begreppet dialog om samtalen mellan sjukvårdspersonal och patient när vi ska understryka hur viktigt samarbetet mellan dessa är. Språket är ett särdeles viktigt verktyg för ömsesidig förståelse i dialogen.

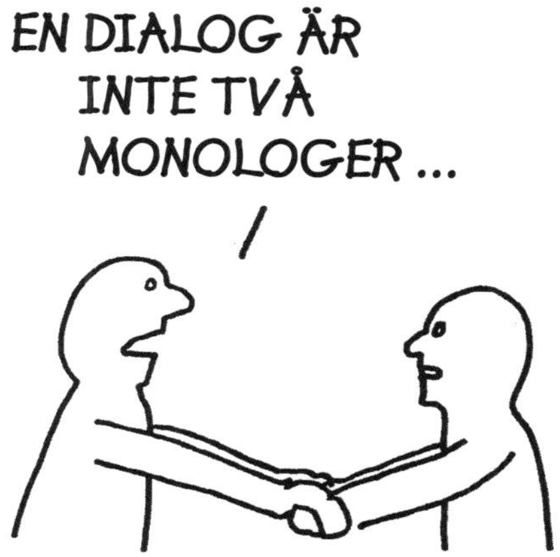

» En dialog kan betecknas som ett balanserat och jämlikt samtal.

Dialogen kännetecknas av att vi ställer frågor och utforskar något. Tillsammans försöker vi att tränga in under ytan för att förstå och skapa tillit och respekt. Om relationen till patienten är viktig, så är dialogen utgångspunkten för en gemensam plattform i behandlingen och sättet vi pratar med patienterna på.

Denna dikt är hämtad från boken *Spår i människoland:*

Min läkare
lyfter fram
gömda ord
från själens krater

min läkare
ger gömda ord
en mening
och betydelse

han lyssnar
frågar
finns närvarande
i samtalen

han tolkar
sorterar
mina ord
tillsammans med mig

men...

när jag går
packas orden in
– läggs undan
mellan två pärmar.

Målfrid J Frahm Jensen
(Fritt översatt från norskan)

En viktig fråga är om man arbetar tillräckligt med förväntningar om lärande och bemästrande i vardagen vid de olika behandlingssituationerna. Det vill säga att sjukvården tydliggör sin förväntning på en egeninsats.

Tänk efter:
Vilka förväntningar har sjukvårdspersonalen när de möter brukarna?
- Är de tydliga?
- Är de outtalade?
- Blir de uppföljda?

Har brukarna klart för sig vilka krav som ställs på dem vid behandling av sjukdomen?

Har de förstått betydelsen av att ta ansvar för bemästrande av sjukdomen och sitt allmäntillstånd? Har brukarna insett vilka inarbetade mönster de uppvisar – i samarbete med sjukvårdspersonal? Har de fått insikt i hur samspelet med anhöriga kan inverka på sjukdomen och hur man bemästrar den?

Ett väsentligt element i sådana samtal är en ömsesidig beskrivning av krav och förväntningar. Brukarna förväntar sig behandling, tillfriskning, förbättring och så vidare av sjukvårdspersonalen. Sjukvårdspersonalen måste kunna förvänta sig klara bidrag från patientens sida för att lyckas med behandlingen.

Förväntningar kan vara positiva när de infrias, men betungande och stressande när sjukvårdspersonalen inte kan leva upp till dem. Många gånger känner också sjukvårdspersonalen behov av att avskärma sig från förväntningstrycket. De klarar inte att möta alla förväntningarna om medicinsk hjälp och medmänskligt stöd på en gång.

Ett inlägg i *Norska Läkarföreningens Tidskrift* belyser problemställningen. Jostein Holmen skrev i en krönika som han kallade ”Läkaren kan inte … En summering om verklighetsförankringen inom sjukvården.”

- Läkaren kan inte garantera dig en god hälsa.
- Läkaren kan inte ge dig en sund livsstil.
- Läkaren kan inte garantera dig friska och sunda barn.
- Läkaren kan inte skydda dig från smärtor, lidanden och sorg.
- Läkaren kan inte ge dig en riskfri behandling.
- Läkaren kan inte bota dig från kroniska sjukdomar.
- Läkaren kan inte förstå hur du känner dig.
- Läkaren kan inte förstå eller förklara alla symptom och sjukdomar.
- Läkaren kan inte ge dig ett livsinnehåll.
- Läkaren kan inte skydda dig från åldersförändringar.
- Läkaren kan inte rädda dig från döden.

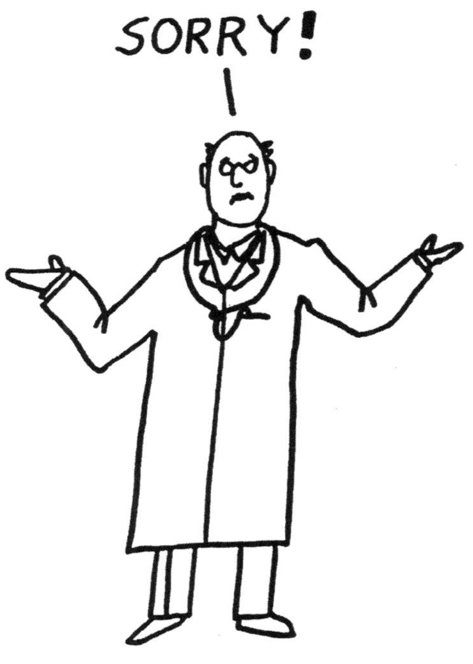

Senare besvarades krönikan av ett inlägg: ”Det jag som läkare kan och vet …”. Här tolkar man Holmens skrift som ”läkarnas förtvivlan över att det besvärliga livet ….. lyfts in på läkarexpeditionerna”. Det innebär att folks liv också för dem till läkarmottagningarna med förväntningar på läkning. Medicinen har enligt Holmen varit delaktig i en hållning som innebär att i princip alla problem ska kunna avlägsnas av den moderna medicinen. I det långa loppet säger det sig självt att sådana förväntningar verkar frustrerande och belastande och slutligen är ohållbara att leva med utan motvikt.

I svarsinlägget föreskrivs en alternativ medicin:

> "Om jag som distriktsläkare skulle hänga upp en lista över "verklighetsförankringen" så skulle jag hänga upp den ovanför mitt eget skrivbord. Jag skulle utgå från det som jag faktiskt kan och vet. Denna lista skulle kunna bli min högst personliga påminnelse ...."
>
> - Vad jag som läkare kan och vet ...
> - Jag kan en del grundläggande biomedicin.
> - Jag kan lyssna till och samtala med människor som söker mig.
> - Jag vet att livet kan upplevas som oöverskådligt, oförståeligt, smärtsamt, meningslöst och förnedrande.
> - Jag vet att varje människa är ett mål i sig själv.
> - Jag kan eftersträva att förstå den enskilda människan utifrån mina förutsättningar.
> - Jag kan bidra med att utöva medicinsk hjälp utifrån den aktuella situationsförståelsen.
>
> Denna lista skulle kunna inspirera mig och samtidigt skydda mig från att ta på mig ett ansvar som ligger utanför min kunskap och min kompetens. Den verkar inte avvisande mot den hjälpsökande. Den fokuserar istället på att mitt eget bidrag ger en förändring av en olycklig situation."

I det hälsopedagogiska arbetet måste vi också klara av att flytta fokus från våra egna bidrag till patienternas lärande, självinsikt och egeninsats. Vi måste ge mer plats för det som patienterna själva kan ta fram av egna resurser, erfarenheter och nätverk.

Medikalisering

Sjukvården undergräver hälsan. Dels genom att motarbeta individerna, dels genom sjukvårdens inflytande på den totala miljön genom sin sociala organisation. Samhället verkar sjukdomsframkallande när medicinsk byråkrati skapar ohälsa genom att öka stressen, genom att mångfaldiga ett invalidiserande behov, genom att minska toleransen för den kursändring som en lidande människa normalt genomgår och genom att avskaffa rätten till egenvård. Samhället verkar sjukdomsframkallande "när hälsovård förvandlas till en standardiserad nyttighet, en stapelvara; när allt lidande "hospitaliseras" och hemmet inte längre är en accepterad form för födelse, sjukdom och död; när det språk varmed människor kan uppleva sina kroppar förvandlas till byråkratisk rappakalja; och när lidande, sorg och läkedom utanför patientrollen brännmärks som en avvikelse."

Så här kraftfullt uttrycker sig Ivan Illich, en etablerad kritiker av sjukvården och det "överindustrialiserade" samhället. Tankarna här ovan är hämtade ur Den omänskliga sjukvården – *Limits to Medicine*, 1976. Huvudidén är att det medicinska etablissemanget blivit ett allvarligt hot mot vår hälsa. Sjukvårdssystemet ses som en jätteindustri som tagit monopol på hälsofrågor, men snarare främjar industrin än individen. Om det medicinska monopolet skriver Illich: "Ett radikalt monopol livnär sig på sig självt. I ett sådant sjukt samhälle förstärks den sociala kontrollen av befolkningen med hjälp av det medicinska systemet och blir till en i första hand ekonomisk aktivitet. Sjukvården legitimerar sociala arrangemang som människor inte passar in i. Den odugligförklarar de handikappade och avlar ständigt nya kategorier av patienter."

(Ur *Demokrati med handikapp* av A-M Landtblom)

Brukarnas bidrag till samhällsutvecklingen

Vi kan skissera motsatsen till Illichs medikaliseringssamhälle, där brukarnas erfarenheter skulle tas till vara, inte bara för att utveckla en god hälso-och sjukvård, utan för att skapa ett bättre och mer humanitärt samhälle för alla människor, ett samhälle där alla människor har en betydelsefull uppgift oavsett "handikapp". Som vi nämnde i föregående kapitel (sid 37) har modern teknisk utveckling ibland startat som "handikappanpassningsåtgärder". Nu är det dags att avveckla utanförskap och isolering för alla dem som kallas brukare.

4. Att bemästra kronisk sjukdom

"Sjömannen ber inte om medvind.
Han lär sig segla."

Gustaf Lindborg

Som nämnts tidigare rör sig bemästrande i stor utsträckning om upplevelsen av att ha krafter att möta utmaningar och känslan av att ha kontroll över sitt eget liv.

DÄR STIGEN TAR SLUT

Där stigen tar slut måste du i verkligheten vidare.
Skjut grenarna åt sidan och sedan
ut mot världen.
Är det inte som att övervinna
sig själv?
Som att gå djupare in i sig själv?
Och återse där inne
allt som omger oss: Ögonblicket
då du kan lägga din mun mot
denna källa
och själv bli källan.

Stein Mehren (Fritt översatt från norskan.)

4.1 Bemästra – att forma ett nytt liv

Att leva med sjukdom innebär att tackla en vardag som ter sig annorlunda än ett liv med etiketten frisk. När vi är friska tar vi det mesta för givet. Vardagliga göromål i hemmet går snabbt och lätt. Vi går till ett arbete som vi i stort sett trivs med och gläder oss tillsammans med familj och vänner på fritiden. Kronisk eller långvarig sjukdom innebär en ändring av det gamla invanda. För en del är ändringarna dramatiska, för andra mer måttliga och en fråga om successiv tillvänjning.

Tänk efter:
Vad händer när vi förlorar något som vi är vana vid och som är viktigt för oss?

En patient har uttryckt sig så här:

> "Det var en ny verklighet. Det jag kunde göra förr, kunde jag inte göra längre. Det blev viktigt för mig att finna något att göra som jag kunde klara."

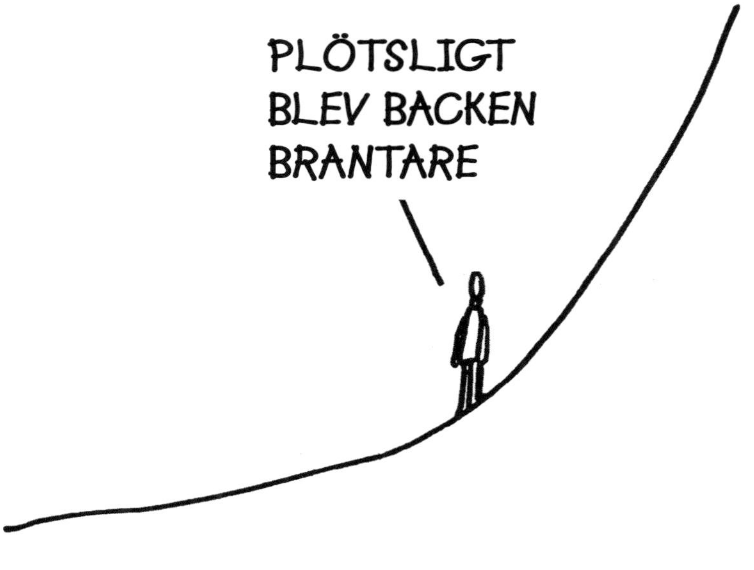

Sjukdomen för i regel med sig förlust av något – både fysiskt och psykiskt. Personen klarar inte längre av att prestera detsamma som tidigare. Känslomässiga relationer till de närmaste påverkas. Osäkerhet och rädsla tar över där trygghet tidigare rådde. Vid sådana tillfällen kommer många anhöriga i en svår valsituation. De kan riskera att överbeskydda i stället för att hjälpa och stödja och bidra till bemästrande. Vid första anblicken är bemästrande ett begrepp som är lätt att förstå. Vi förbinder det med att klara något eller att prestera.

Vi får snabbt associationer till konkreta färdigheter. När en patient efter till exempel en hjärtinfarkt, efter stroke eller konstaterad diabetes ska lära sig bemästra sin situation blir bilden mer komplicerad. Man bär med sig tankar, känslor och band till en tidigare livssituation. Bemästrande och förväntningar har varit knutna till denna situation. Personen har med sig "bilderna" från livet före sjukdomen.

När de berörda på en och samma gång ska tackla känslor av förlust och sorg i en förändrad livssituation och möta förväntningar på att forma ett nytt liv, kan den känslomässiga belastningen bli mycket betungande. Bemästrande är en väg där man steg för steg skapar nya bilder och återvinner kontrollen.

> "Du kan göra vad du vill med dina händer och fångenskapens väggar är en myt.
> Du är fri att följa vinden vart den vänder, är kläderna du bär för trånga, byt!"
>
> Ulf Lundell

Figuren nedanför illustrerar sammanhangen:

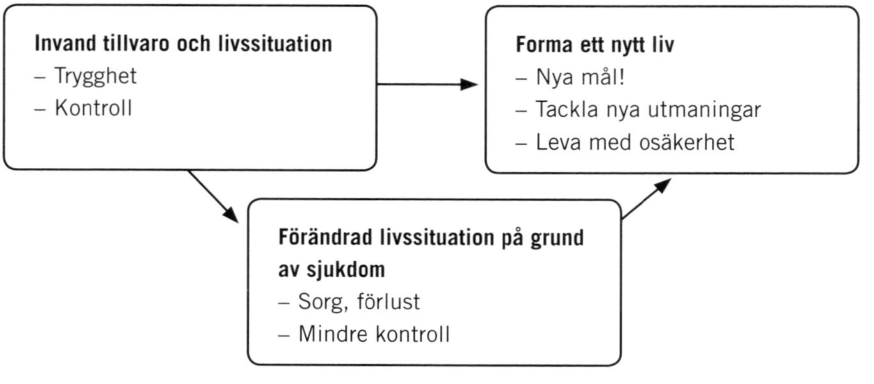

För alla berörda parter är det nödvändigt att se att känslorna är energin och drivkraften i allt bemästrande. Om det går åt för mycket energi till att leva upp till förväntningar om insats och livsutveckling som kännetecknat den tidigare livsfasen, kan besvikelse och förstärkt känsla av förlust bli resultatet för patienten. En ”vända tillbaka-strategi” medför ofta besvikelse, kraftförlust och nedsatt motivation därför att *en* människa ofta inte mäktar med att leva upp till de egna förväntningarna. Sådana upplevelser tar kraft och energi från att klara av processen med att bearbeta förlust, förändra och justera sina mål och skapa realistiska förväntningar, nya bilder och nya mål.

Bemästrande handlar i grund och botten om att klara den känslomässiga processen att flytta uppmärksamheten från ”gammalt” till ”nytt” liv genom att skapa nya förväntningar och nya mål.

» BEMÄSTRANDE handlar i stor utsträckning om upplevelsen av att ha krafter att möta utmaningar och känslan av att ha kontroll över sitt eget liv.

» BEMÄSTRANDE hjälper dig att anpassa dig till den nya verkligheten, och gör det möjligt för dig att se skillnaden mellan
– det du måste leva med
– det du själv kan vara med och ändra på.

I en sådan process blir man i regel mer uppmärksam på vad man kan ta med sig från förr i tiden. Vi återupptäcker förhållanden i livet som blivit viktigare än förr. Många upptäcker helt nya sidor inom sig själv när de får utrymme att släppa dem. När känslorna kanaliseras framåt ses efterhand energi till att träna, göra erfarenheter och lära av dem. Gradvis kan man återfå kontrollen och styrningen över sitt eget liv i vardagen.

”Om en människa startar i riktning mot sina drömmar och håller ut kommer hon att bli förvånad över hur långt hon kan komma.”

H D Thoreau

Känslan av kontroll är grunden i allt bemästrande. Vid långvarig sjukdom är sjukvårdspersonal beroende av patientens historia för att förstå situationen, så att vederbörande får stöd att möta och tackla känslor som bestämmer innehållet och det konkreta bemästrandet varje dag.

Bemästrande är en väg ”framåt” eller ”uppåt” från en nivå till nästa – från beroende till ökad självständighet – där utsikterna är förbättring av livssituation och livskvalitet.

När sjukdomen innebär gradvis försämring av livssituationen blir dessa nivåer en fråga om att upprätthålla värdighet, bli respekterad och få hjälp och stöd som en självständig person här och nu.

> ”Det är på tankens nivå
> all förändring startar.”
>
> Kay Pollak

Janne, 52 år, person med epilepsi:

”När jag sökte mitt första jobb som ekonom så var epilepsin ganska lugn. Jag jobbade 100 procent och det höll jag på med i fyra år. Jag körde bil, allt var som vanligt, det vill säga under kontroll. Jag fick göra en del resor i länet, jag träffade kunder – en del var stora företag. Arbetssituationen triggades upp och sedan fick jag ett anfall. Då hade jag inget körkort längre.

Så det var att försöka hitta ett annat jobb. Då bytte epilepsin skepnad – jag fick korta medvetandegrumlingar – frånvaroattacker utan någon förkänning.

Tidigare hade det ju varit riktigt stora anfall som slog till riktigt hårt. Det är klart att det är svårt med grand mal – men så ofta var det inte – det gick att klara sig på något sätt. Det här med frånvaroattackerna var värre. Hela livet blev på något sätt infekterat av epilepsin. Det var ett ständigt epilepsiande helt enkelt. I allting. Jag kände mig aldrig trygg i någon situation för jag visste inte om det skulle komma ett ep-anfall. Det var ju ganska olämpligt med anfall för det var möten och kundkontakter och allt möjligt.

Jag kände att jag egentligen inte kunde göra något. Vissa människor var mer negativa. Men kunderna var de minst besvärliga – de var trevligast – de såg mer till jobbet som jag utförde och sedan kvittade det om jag hade ep eller MS eller magkatarr. Det var ju faktiskt en sak som de skulle ha hjälp med och det stod i fokus, utom då jag var sjuk förstås. Men jobbet gjorde jag ju. Plötsligt hade jag hamnat i en mellandivision. Det fanns allianser kring detta.

Synen på sjukdom var att antingen var man sjuk eller frisk. Man kunde inte vara ganska sjuk eller litet sjuk eller mittemellansjuk – utan sjuk eller frisk. Så då sopade man plötsligt till mig med en sjukstämpel. Det där var ju inte så bra. Jag började känna att behandlingen av mig blev annorlunda. Då blev jag rädd. Jag kände en hotbild. Jag märkte att något hade ändrat sig i min situation. Jag tyckte inte jag hade gjort någonting. Jag hade ingen dålig relation med någon. Jag hade inte levererat något dåligt jobb eller struntat i uppgifterna.

Just då så tror jag i alla fall att jag orkade med att göra det jag skulle och jag fick fram det i tid. Men det hade liksom ingen betydelse utan man såg mig på ett annat vis. Det är märkligt.

Det var främst de litet äldre inom organisationen. De yngre kollegorna på arbetsplatsen brydde sig mindre – det gjorde inget så länge det inte påverkade mitt arbete. Jag gjorde ju inte heller något för att försöka skapa förståelse. Jag sade faktiskt inte alls mycket. Jag drog mig tillbaka i stället – jag var tyst och försökte se så frisk ut som möjligt. Det där var ju inte alls bra.

Jag skulle göra det helt annorlunda om jag kunde backa filmen för det här var bland det sämsta jag har gjort. Det kan jag ju säga direkt. Det skapade väldiga problem hemma också. Jag var ju gift och vi hade fått två barn. Min fru såg direkt att det var en fråga om att kunna kommunicera. Jag kunde inte ta det heller. Hon hissade varningsflagg och det borde jag ha fattat. På jobbet blev det mest obehagligt. Jag skulle givetvis ha berättat om problemet. Jag skulle ha sagt till dem att jag känner att jag skulle vilja ta bort vissa uppgifter och ersätta med andra mindre krävande samt berättat mycket mer om hur jag fungerade.

Efter den här fasen blev det mer och mer ohållbart med arbetsgivaren. Jag försökte ta hjälp av läkaren som kom till arbetsplatsen och pratade för att försöka plantera information från sjukvården – det hade ingen effekt. Sedan kom Dr Lars Lund från Stockholm ner till min arbetsplats för att försöka hjälpa till – han pratade om epilepsi inför hela personalgruppen. Men arbetsgivaren var stentuff. Vi jobbar helst inte med sjuka människor, sade han. Dr Lund var chockad. Han hade aldrig stött på något liknande Det gick helt enkelt inte att skapa förståelse.

Då blev jag ju lite tjurig för jag kände mig kränkt, så jag försökte stanna kvar så länge det gick. Till sist meddelade också försäkringskassan att det nog var dags för mig att sluta. Då hade jag jobbat deltid ganska länge.

Fem år efter pensionsbeslutet tycker jag ändå att det var en riktig åtgärd för det har fått mig att börja bete mig lite annorlunda. Jag har haft möjlighet att tänka till rejält och jag har haft tiden att försöka komma i ordning med kroppen för att dämpa epilepsin. Jag har kunnat börja skapa ett liv och inte pressa kroppen alltför hårt. Jag har blivit snällare mot mig själv – jag har fått möjligheter och tid att tänka. Och så har jag blivit aktiv i Epilepsiförbundet i stället. Så nu känns det bra."

(Ur *Leva med epilepsi* av A-M Landtblom)

4.2 Bemästrande och empowerment

Lärande och bemästrande kan i alltför stor grad leda uppmärksamheten till yttre prestation och därmed skapa prestationsångest. Det är därför intressant att notera att man i England använder begreppet "Empowerment" i stället för bemästrande.

I *Norska Läkarföreningens Tidskrift* nr 13 2001 skriver Janecke Thesen och Kirsti Malterud:

> "Empowerment handlar om att mobilisera och stärka folks egna krafter samt att neutralisera krafter som ger maktlöshet. Detta är nödvändigt för att patienterna ska bli friska och behålla hälsan och ofta för att motverka effekten av social repression som fortlöpande förmedlas i medicinsk praxis."

I boken *The Art of Empowerment – Stories and Strategies for Diabetes Educators* understryker man att ”empowerment” är mer än en teknik. Det handlar om vår syn på dem som behandlas och handleds och hur utbildarna uppfattar sig själva i den processen. Empowerment förutsätter en process hos brukaren själv.

Empowerment betyder att brukaren har kontroll och får hjälp att upptäcka och använda sina inre krafter för att bli herre över sitt eget tillstånd. Sjukvårdens metoder och tekniker ska underbygga sådana lärandeprocesser hos brukare. Detta innebär att sjukvården måste se sin ”expertkontroll” i ett annat ljus och känna sig trygg nog att överlåta kontrollen till patienten själv.

> Brukarna behöver nödvändig kunskap,
> men ännu viktigare är det att kunna ställa frågor,
> reflektera över sitt eget tillstånd och finna svaren själv,
> utan att få dem serverade.

Bemästrande innebär en process där personen blir i stånd att tackla livet utifrån en realistisk ambitionsnivå. En sådan process kräver att patienten får hjälp att medvetandegöra vardagliga erfarenheter och använda dem systematiskt i en självständig problemlösning.

I tidningen *NOFUS* (Norsk förening för patienter med urologiska sjukdomar) skriver överläkare Ingvard Wilhelmsen:

> ”De två huvudmekanismerna som hjälper oss att komma igenom svårigheter är de omedvetna försvarsmekanismerna och medvetet bemästrande.”

Försvarsmekanismer är till exempel:

- förträngning, det vill säga att vi inte ständigt minns och tänker på det mest negativa och obehagliga.
- regression, som är att i förbigående ty sig till värderingar och beteenden som egentligen hör hemma i en yngre åldersgrupp än den vi faktiskt tillhör.

Detta sker omedvetet och skiljer sig alltså från bemästrande, som är en aktiv och medveten process.

Ett bra bemästrande förutsätter en situationsanalys där problemet registreras och beskrivs, man kommer med förslag till problemlösning som sedan genomförs och till slut utvärderas situationen: Om problemet nu upplevs som mindre eller mer överkomligt anses bemästrandet ha varit bra.

Det är klart att vår personlighet spelar en stor roll för hur vi möter utmaningar.

- En del människor är utåtvända och sociala och det är naturligt att söka råd och stöd hos andra. De pratar villigt och gärna om sina problem och har lätt för att visa känslor.
- Andra är mer inåtvända och detta drag kan föra med sig att man försöker hålla kontroll över situationen, bland annat genom att tänka igenom det hela noggrant, genom att hålla sina känslor mer eller mindre i schack.

Var och en på sitt sätt.

- Poängen är inte att alla ska vara lika eller att det bara finns ett riktigt sätt att uppföra sig på i krissituationer. Var och en gör detta på sitt sätt, och vi drar nytta av tidigare erfarenheter och upplevelser. Det är vanligt att vi knyter mycket av vårt människovärde till det vi presterar. Det blir förstås en utmaning om man blir kroniskt sjuk. En del upplever i detta sammanhang att de måste omvärdera tidigare hållningar och detta kan leda till att man upptäcker nya och mer grundläggande värden än de rent materiella.

Ett vanligt sätt att bemästra situationen på är att distansera sig och försöka undvika att uppehålla sig för mycket vid problemen. Detta kan vara bra men som regel brukar ett överdrivet förnekande leda till svårigheter att nå en realistisk och klar verklighetsuppfattning. Verkligheten är omöjlig att komma undan och det är därför viktigt att ta in den i mesta möjliga mån som den faktiskt är.

Poängen med bemästrandet är att ta reda på:

- vilka sidor av verkligheten vi inte kan ändra och som vi alltså rätt och slätt bara måste acceptera

- vilka vi faktiskt kan ändra eller påverka i en eller annan riktning. Planerad problemlösning är ett bra sätt att bemästra kronisk sjukdom på.

Kort sammanfattat rör sig processen framför allt om att:

Registrera och reflektera över erfarenheter
↓
Erkänna sin situation och göra egna val
↓
Handla utifrån egna val och beslut.

I boken *Livet har en mening* säger Viktor E. Frankl:

"Egentligen är en människa i grund och botten
fylld av vilja till mål och mening."

Frankl citerar också Nietzsche som har sagt:

"Den som lever med ett varför
tål nästan vartenda hur."

Det betyder:

"Insikten om att ens liv
har en mening
kommer mer än något annat
att hjälpa en människa
att övervinna yttre och inre
svårigheter."

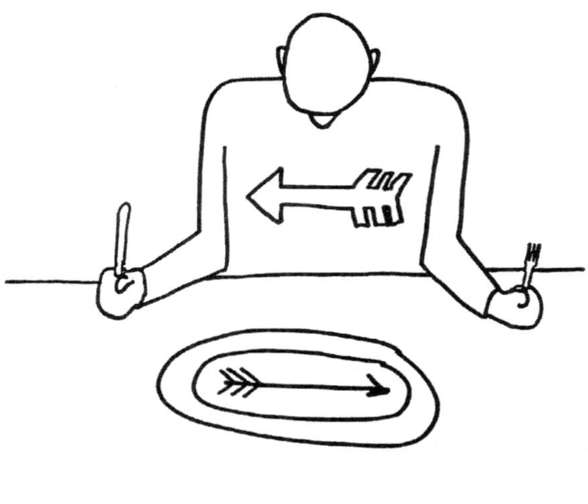

Bemästrande handlar både om praktiska färdigheter och förståelse av känslor och förhållanden. Enkelt att säga men krävande i praktiken. Sjukvårdspersonal kan bli nyckeln till att bygga upp ett bra förhållningssätt bland patienterna.

Lyrikern Åsa-Marie Nesse skriver:

> "Ingenting är mer livgivande än hoppet –
> det sprider sig som metastaser från hjärtat
> mer resistent än varje elakartad modlöshet."

Det viktigaste är kanske att hjälpa människor att finna "en ny mening" med livet.

Tänk efter:
Vilka omständigheter kan leda till vanmakt hos patienterna?

Följande citat är hämtat från boken av Kari Martinsen *Från Marx till Lögstrup. Om etik och känsla i sjukvården*:

> "Att lida är ett djupt och komplicerat mänskligt fenomen. Det är allmänmänskligt, något som vi människor inte kan komma undan eller besparas. Vi behöver varken vara sjuka eller ha dålig hälsa för att lida. Lidandet hör till livet. Att leva ett helt liv som människa är att integrera lidandet som en del av tillvarons grundvillkor. Ett ja till livet är ett ja till lidandet.
>
> Att acceptera lidandet är att acceptera att vår tillvaro är ändlig. Det är att leva i livets oändliga bekräftelse på att det sjuka och förstörda liv som inte är i stånd att utföra något faktiskt också är ett helt liv. Det är att ge avkall på att ställa villkor i livet och det är först då vi kan älska livet. Det är att se hela livet som meningsfyllt, att se en livsbekräftande kärna i livets lidande, utsatthet och skenbara hopplöshet.

En sådan insikt kommer inte av sig själv. Sjukvårdspersonal kan välja arbetsformer som gör att patienterna lär tillsammans med dem. Sjukvårdsarbetarna behöver därför kunskap om både sig själva och patienterna. De måste förstå hur kunskaper och attityder bestämmer deras egna val, samtidigt som världen ser annorlunda ut för patienterna än för dem.

När en person först har lärt sig att se, upptäcka och finna lösningar på praktiska och känslomässiga utmaningar kommer vederbörande att fortsätta göra det. När man lyckas med något får man bekräftelse på den egna insatsen."

Läkaren Albert Schweizer ska ha sagt:

"Alla patienter har en läkare inom sig. De söker oss och känner inte till denna sanning. Det blir allra bäst när vi ger den läkaren som bor i varje patient möjligheten att skrida till verket."

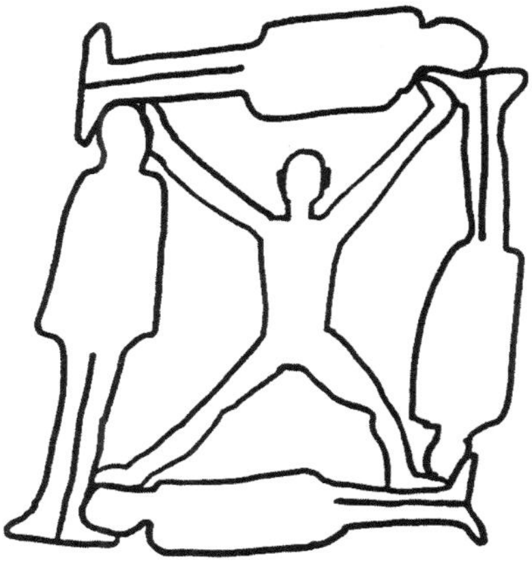

För att kunna företa sig något måste patienten få hjälp och handledning för att sikta in sig på ett bemästrande beteende. Det är därför mycket användbart när *erfarna brukare* ställer upp *som förebilder* vid aktiviteter för lärande och bidrar med sina erfarenheter.

Tänk efter
Hur kan sjukvårdspersonal uppmuntra brukare till att bidra med egna "bemästrandestrategier"?

När man får möjligheter till medverkan av personer som själva har erfarenhet av att tackla sjukdomen är det bra att fokusera på "Smarta knep" för att bemästra vardagen inom det tema som är aktuellt. Det är mycket värdefullt att lära av erfarenheter från dem som själva har prövat sig fram och kommit fram till vad som hjälper.

Brukare kan hjälpa varandra genom att träffas regelbundet och skapa grupper för samspel och samarbete, till exempel inom patientföreningar och folkbildningen. Här kan det handla om att känna igen sig och även bygga upp en självkänsla i den nya rollen. Fundera över nedanstående citat:

ATT KÄNNA IGEN SIG:

Om den uttråkade prinsessan som inte får leka med andra barn.

...

Och en dag hände något märkvärdigt. När prinsessan kom fram till grinden, fick hon se, att där utanför stod en människa, som inte var ett dugg större än hon själv. Det var helt enkelt en liten flicka, som stod där, precis en sådan liten flicka som prinsessan, fast hon hade förstås ingen sidenklänning som Lise-Lotta utan bara en rutig bomullsklänning.

Lise-Lotta var alldeles häpen.

"Varför är du så liten?" frågade hon.

"Hå, jag är väl inte mindre än du", svarade flickan, som förresten hette Maja.

"Nej, det förstås", sade Lise-Lotta, "men jag trodde att det bara var jag, som var liten."

"Jag tycker, vi är rätt så stora både du och jag", sa Maja. "Då skulle du se bror min därhemma, han är bara så här stor."

Maja märkte ut ett litet stycke med armarna.

Lise-Lotta blev alldeles förskräckligt glad. Tänk, här var någon, som var lika liten som hon själv. Och till på köpet fanns det såna, som var ändå mindre.

(Ur *Nils Karlsson Pyssling* av Astrid Lindgren)

SJÄLVKÄNSLA

En del handikapporganisationer intresserar sig idag starkt för medvetandegörning – att stärka självförtroendet, att glädjas över den man är, med fördelar och med brister. En funktionsnedsättning behöver inte nödvändigtvis vara av ondo... Den kan till och med vara av godo.

Den kan i bästa fall bidra till att man fokuserar bättre. När ens energi är begränsad eller tillgängligheten till samhällsutbudet är dålig gäller det ju att fokusera rätt – att göra det man verkligen prioriterar och inte slösa sina krafter på annat.

Carpe diem – fånga dagen! Grip stunden!

Med en kronisk sjukdom lever man i viss osäkerhet om framtiden. Det gäller ju alla människor förstås, men man blir helt säkert mer medveten om stundens betydelse när man har en sjukdomsdiagnos. Detta kan faktiskt medverka till att livets innehåll blir mer positivt. Man kanske vill följa sina innersta önskningar redan idag!

Visst har vi träffat på dem, alla människor med drömmar om vad de ska förlusta sig med när de fått pension?! (Bygga ut på landet, åka till Hawaii, bygga en inspelningsstudio...) Och så fick de pension – och samtidigt en svår sjukdom, dålig ekonomi, dödsfall i familjen... eller ännu värre – de överlevde inte sin pensionsdag. Summan av kardemumman – skjut inte på framtiden vad du kan göra idag – det gäller inte bara folk med kronisk sjukdom, men dessa tycks förstå denna visdom bättre än andra... Är det därför en del kroniskt sjuka säger att de är GLADA över att ha fått sin sjukdom? De säger att deras förmåga att njuta av livet har ökat påtagligt.Hur ska vi göra för att sprida en sådan insiktsfull livsstil till andra?

(Ur *Att leva med MS* av A-M Landtblom, Boel Ekbladh, modifierat.)

4.3 Bemästrandestrategier

Jan Seidel framhäver fem betingelser för bemästrande och en lyckad problemlösning:

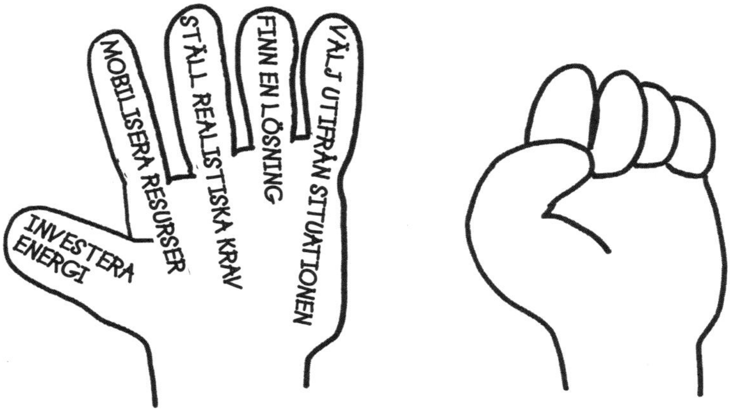

- *Investera energi:* Det vill säga att närma sig problemen på ett aktivt, vaket och beslutsamt sätt. För de flesta är detta en fråga om vilja. Det är nödvändigt att disciplinera sig och inte ta sig vatten över huvudet. **Det handlar om att styra sina egna krafter.**

- *Mobilisera sina egna resurser:* Det handlar om att använda det man äger av intelligens, kunskaper, färdigheter och yttre betingelser. När svårigheterna tornar upp sig är det lätt att dra sig tillbaka och fokusera på nederlag i stället för att leta efter nya möjligheter hos sig själv och eventuellt be om hjälp. **Det handlar om att tänka konstruktivt.**

- *Ställa realistiska krav:* När vi ska bemästra problem kan vi inte ställa större krav än vi har kapacitet till. Om man drabbas av belastningar som hotar ens existens kan kraven på lösning ställas för högt och förstärka upplevelsen av nederlag. **Det handlar om att motivera sig själv.**

- *Det finns alltid en lösning på problemet:* De flesta problem är av en sådan art att de låter sig lösas. Men lösningen finns inte runt knuten. Tiden spelar som regel en avgörande roll för att man ska komma vidare. När man drabbas av sjukdom är det ofta så. En del gånger kan lösningarna vara uppenbara, men de berörda ser dem inte och behöver hjälp för att upptäcka dem. **Det handlar om att ta hjälp av tiden.**

- Välja i förhållande till situation: Vi kan välja att vara passiva och undvikande eller aktiva och direkta. Sättet som vi tolkar situationen på bestämmer problemets storlek. Det bestämmer våra relationer och de tankar vi har om hur vi klarar av att bemästra situationen. **Det handlar om att våga välja.**

Tänk efter:
Hur kan sådan kunskap lyftas in i samtalen mellan brukare och vårdare?

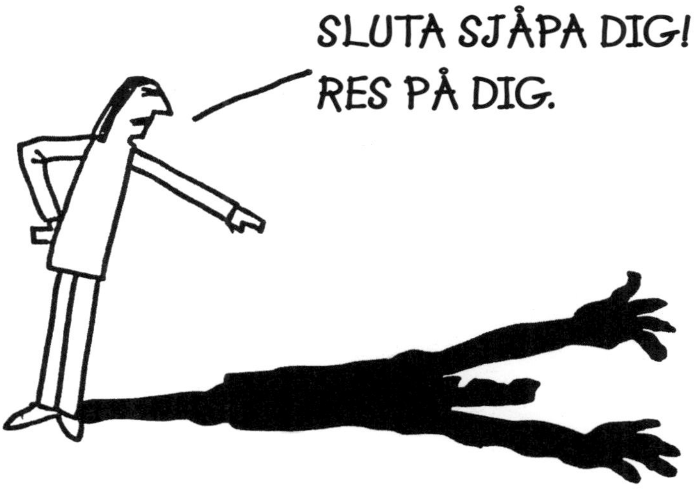

Om jag säger till mig själv att detta ska jag klara av så är situationen en helt annan än den om jag tänker tvärtom med motsatt utgångspunkt. Eftersom tanken i stor utsträckning styr våra känslor kan vi själva ge oss känslan av att vara i stånd att bemästra.

När vi känner att vi klarar att bemästra framstår problemet i en mer positiv och hanterbar belysning. Många gånger styrs vi av synen på en händelse mycket mer än av själva händelsen. När vi förstår samspelet mellan tankar och känslor – mellan positiva ord och handling, kan vi lättare rätta blicken framåt. Forskning och erfarenhet visar att positiva tankar är bra för kropp och själ – och därmed hälsan.

TILL MIN KROPP

Du tjänade mig trofast i alla år.
Jag tror nog jag gav dig bra villkor
och för detta gav du mig vederlag
– tills du plötsligt gjorde uppror en dag.

Du som förr var en slav är nu en tyrann
som styr mitt liv med allsmäktig hand,
men som ändå visar ömsinthet och nåd ibland.
Du unnar mig en god natt i natt, eller hur?

Halldis Moren Vesaas (Fritt översatt från norskan.)

Med ett högtidligare språk talar vi också om bemästrandestrategier vid kronisk sjukdom. Social- och hälsodepartementet (i Norge) har givit ut häftet: *Ett gott liv? Bemästrande av sjukdom.*

I häftet pekar man på att en bemästrandestrategi innebär en kamp där det gäller att handla klokt för att vinna, eller kanske övervinna.

OM ATT HA DET

"Hälsa är hur man har det.
Motståndskraft är hur man tar det."

Piet Hein

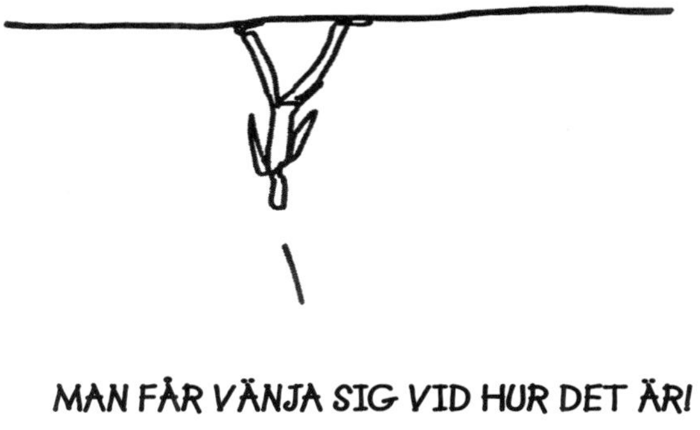
MAN FÅR VÄNJA SIG VID HUR DET ÄR!

Bemästrande är inte förbehållet människor med kronisk sjukdom. Det är helt och hållet ett allmänmänskligt fenomen. Men som det står i häftet:

> "Det speciella vid kronisk sjukdom
> är att förmågan att bemästra
> sätts på ovanligt stort prov.
>
> Uppgifterna som ska lösas varierar från sjukdom till sjukdom och växlar i olika faser av sjukdomen.
>
> Därför är inte bemästrande något som man blir färdig med en gång för alla. Bemästrande är en kontinuerlig process som kan definieras som en dynamisk justering av känslor, beteende och föreställningar vid olika belastningar."

Målet för ett sådant bemästrande kan vara att personen ska leva bra med sjukdomen och inte låta den styra hela livet. För att klara detta

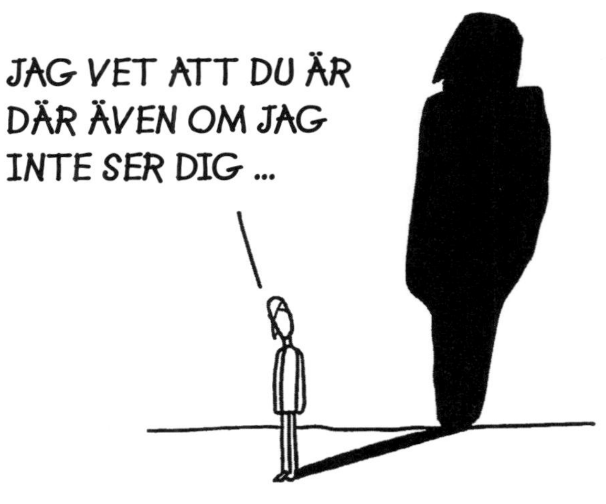
JAG VET ATT DU ÄR
DÄR ÄVEN OM JAG
INTE SER DIG ...

behövs olika strategier för olika problemställningar. Departementets häfte skiljer mellan två strategiska huvudgrupper:

- De problemorienterade
- De känslomässiga

De problemorienterade strategierna

Utgörs av handlingar, beteenden och aktiviteter som riktar sig mot konkreta och praktiska utmaningar i det dagliga livet. Det kan vara uppgifter knutna till hus, hem, trädgård och fritid. Bilkörning och trafik kan vara ett annat område medan andra måste klara praktiska anpassningar i arbetslivet. Kort och gott gäller det att finna lämpliga handlingssätt för att kunna leva ett så vanligt liv som möjligt. Som tidigare nämnts kommer bidrag i form av *smarta knep* från dem som har erfarenhet av sjukdomen i vardagen att ge ett väsentligt bidrag till sådana strategier.

De känslomässiga strategierna

Riktar sig först och främst mot de psykologiska mekanismer som påverkar tankar och känslor. När vi klarar av att medvetandegöra sådana mekanismer kan förståelsen användas för att tackla tunga känslor som följer med sjukdomen. Sådana strategier kännetecknas av att personen klarar av att flytta uppmärksamhet.

Nedanför är några av de viktigaste:

Avledning
Vi lyfter uppmärksamheten från det svåra och problemfyllda till något bra, trivsamt och positivt. Poängen är att tänka på något annat än sjukdomen och få en paus från det smärtfyllda och onda. Speciellt viktigt är att finna något att glädja sig över. En person med cancer beskriver: ”Jag planerar en positiv uppgift eller upplevelse varje dag, då försvinner det smärtsamma lite grann.”

Bagatellisering

Detta är egentligen ett sätt att skydda sig själv genom att dämpa bekymmer och obehag. När vi tänker att det kunde varit värre kan situationen upplevas lite lättare. Vi ger oss själv ett mindre betungande budskap. Kom ihåg att budskap från mig själv till mig själv också är ett budskap.

Jämförelse

Tekniken tjänar samma syfte som bagatellisering. Genom att berätta för sig själv att andra kan ha det mycket värre sätts det egna livet in i ett större perspektiv och sjukdomen blir lättare att bära. En patient med en dålig höft berättade direkt efter operationen: ”Jag glädjer mig ju inte men jag tänker på dem som har det mycket värre.”

Det är viktigt att patienten ser denna strategi själv. Personer som drabbats av stroke har berättat om hur hemskt det är när sjukvårdspersonal försökt trösta dem på följande sätt: ”Du har ju faktiskt tur som kan gå efter slaganfallet”, eller ”Du hade tur som inte förlorade talförmågan”! Upplevelsen av detta har varit mycket smärtsam.

Undvikande

Detta innebär att undvika svåra situationer som bland annat medför onödiga förlust- och nederlagskänslor och förstärka eventuell prestationsångest. Detta är starkt betonat tidigare i boken där vi beskriver vända-tillbaka-strategin.

Önsketänkande

Ibland kan det vara på sin plats att fly från verkligheten. Detta kan bland annat ske genom att drömma sig bort och skapa goda och ”ljusa” bilder inom sig. Det ger andrum från vardagens slit med sjukdomen. Man får lov att drömma sig tillbaka till en tidigare tillvaro och trevliga upplevelser och renodla den goda känslan.

Omorientering

Tekniken består i att definiera sitt liv och meningen med detta på ett nytt sätt. Patienter har omdefinierat sitt tillstånd när de säger: ”Jag har det bra med min sjukdom och tycker inte synd om mig själv. När jag kommer upp ur sängen på morgonen och kammar mitt hår så är jag frisk.”

De flesta människor har i alla tider skapat sig "strategier" för att klara motgångar och ta bort tankarna från det som är ont och smärtsamt. Vi återvänder till "bra historier" från förr i tiden, "dagdrömmer" eller fördjupar oss i musik och litteratur. Exemplen och erfarenheterna är talrika, det är en stor uppgift att stimulera patienterna att ta fram dessa sidor hos sig själva.

Aktiv användning av bemästrandestrategier bidrar till större kontroll över den egna tillvaron och ger inspiration till att handla utåtriktat. Det är viktigt att söka socialt stöd och bygga nätverk för att uppleva att man blir känslomässigt sedd. Känslomässigt överskott motiverar också till att söka kunskap och erfarenheter som har praktisk nytta för det egna bemästrandet.

GLÄDJENS KÄLLA

Det finns några som jublar
De vet inte varför
Och några som aldrig någonsin kan lära det.
Det är visst bara en sak som man blir riktigt glad av.
Det är att vara det.

Piet Hein

Bemästrande är i sig själv en färdighet som måste läras för det är ett sätt att tänka och handla på som medför en förändring av tidigare handlingsmönster och styrning av känslomässig energi. Det är detta Aud Bruknapp kallar hälsoförmåga i boken *Ut ur rondellen (Ut ur rundkjöringen)* som vi beskriver i kapitlet "Personlig energi".

Det kan till exempel vara klokt att stimulera känslorna att medvetet glädja sig åt något i stället för att oroa sig för allt.

Det är viktigt att kunna byta perspektiv – från ett negativt till ett positivt. Man brukar säga att en del ser glaset som halvt tomt men det är bättre att se det som halvfullt. Anekdoten nedan visar samma sak:

"Två stenhuggare arbetar i ett stenhuggeri, båda är likadant klädda och båda gör till synes samma sak. Frågar vi den första vad han gör så svarar han att han hugger sten. När vi sedan frågar den andre vad han gör så svarar han att han bygger en katedral. Den sistnämnde ser sitt arbete i det stora slutresultatet. Han känner en större motivation genom att målet är en tjusig byggnad som kommer att finnas kvar i alla tider att beundra. När vi vet vårt mål med verksamheten blir motivationen stark att orka."

(Ur *Att förflytta berg* av Karin Sjögren.)

Varierande från sjukdom till sjukdom kommer de flesta med långvarig sjukdom att behöva stöd, hjälp och vägledning för att upptäcka egna möjligheter att styra sitt eget liv. Särskilt kan detta vara viktigt när patienterna har hämtat sig efter en akut fas och ska börja bemästra vardagen på nytt.

För personer med vissa kroniska sjukdomar handlar det om att ständigt nyorientera sig efter ett sjukdomsskov. Detta gäller till exempel MS, där nya skov kan komma ofta, till och med varje år. Ibland efterlämnar skovet ett nytt neurologiskt handikapp som personen måste integrera i sin tillvaro.

> "Om det endast finns utrymme för det lättsamma
> och välkontrollerade,
> finns det i själva verket inte plats för människan."
>
> (Ur *Existensens psykologi* av Bo Jacobsen)

4.4 Att närma sig bemästrande

> "Att sköta sig är att se till att man hinner med det roliga."
>
> Margareta Krook

För den som ska handleda gäller det att välja arbets- och kommunikationssätt som säkrar att patienterna snabbt kommer igång med självständiga aktiviteter. Processen med att återvinna kontroll måste snabbt komma igång.

Inarbetade rolluppfattningar kan till att börja med störa eller förhindra kommunikationen.

En viktig förutsättning för jämbördiga samtal är att värdera patientens subjektiva erfarenheter att förstå sjukdomen och vikten av att välja själv.

Crossley framhäver att fokus på patienternas subjektiva erfarenheter kräver att vikt läggs vid stöd och omsorg och inte uteslutande på behandling. Ett sådant fokus verkar öka patienternas upplevelse av kontroll.

En möjlig väg att gå är att använda ”Se – tänka”-modellen som är beskriven nedan. Modellen bygger på att det i största möjliga grad ska vara etablerat en likvärdig och balanserad relation mellan samtalsparterna.

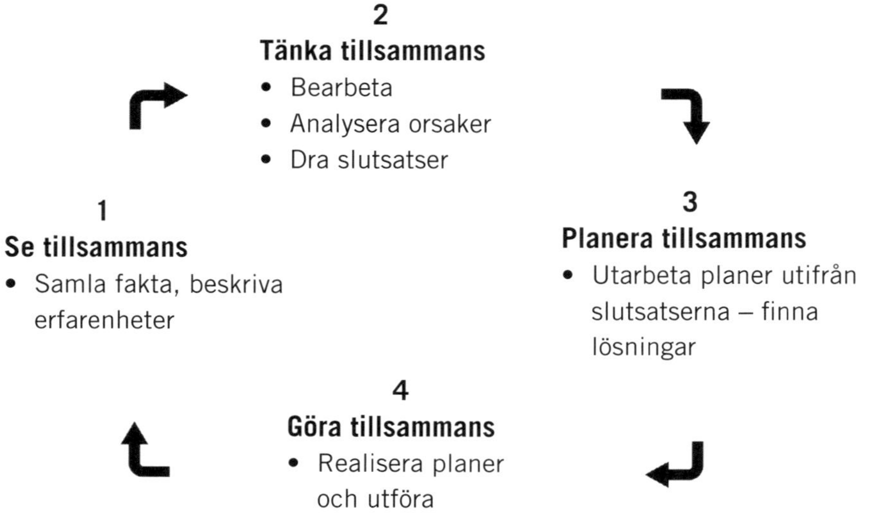

”Se – tänka”-modellen kan vara en arbetsform i mötet mellan sjukvårdspersonal och patient där samtalen ska bidra till att klarlägga patienternas situation. De ska tillsammans finna lösningar som fungerar. Patienterna måste få bidra med sina iakttagelser och känslor innan sjukvårdspersonalen ser på situationen från sin ståndpunkt.

Tänk efter:
Vilka tillvägagångssätt använder vi i samspelet med patienterna?
- Finns det förbättringsområden?
- Vad kan göras konkret?

När vardagserfarenheter och fackkunskap möts och patienterna får fackmannamässig hjälp, stöd och trygghet för att göra bruk av egna erfarenheter, ökar chansen för att behandlings- och träningsplaner låter sig genomföras i praktiken.

Det är patienten själv som ska dra slutsatser och ta ansvar för sjukdomen i vardagen. Självinsikt är helt grundläggande i förhållande till den egna hälsan och sjukdomen.

Följande inslag är hämtat från *Aftenposten* 21.06.2001:

» Patienter pratar sig ut ur smärta och bort från sin pension.

En terminskurs i hur man kan tackla smärta, gav 40 procent minskning av rehabiliteringsbidrag och sjukpension.

I gruppen där patienterna blev handledda av en specialtränad sjuksköterska, sjukgymnast, läkare eller annan sjukvårdspersonal, lärde de sig att bli mer medvetna om sin egen kropp och smärta, om sambandet mellan tankar, känslor och kropp.

Ett år efter att patienterna varit med i grupperna 12 x 4 timmar under ett halvt år var resultatet följande:

- 38 procent av gruppens medlemmar hade sjukskrivning eller sjukpension jämfört med 59 procent i kontrollgruppen.
- 38 procent av gruppens medlemmar hade inte varit hos läkare under det senaste halvåret jämfört med 22 procent för kontrollgruppen.

- Smärtupplevelsen var minskad med 17 procent i gruppen och upplevelsen av att kontrollera smärtan hade ökat med 121 procent.

- Upplevelsen att ta bättre vara på sig själv ökade med 19 procent.

- ”Jag har mindre smärtor även om de finns kvar. Men nu har jag fått instrumenten att själv gå in och ta ansvar. Det handlar om att ta vara på mig själv. Städa rum. Nu använder jag mindre smärtstillande och jag hoppas kunna komma tillbaka till arbetet.”

Roald Nygård tar fram forskning som tyder på att ”om patienten använder sig av förnekelse, bristande tro på att kroppen kan bekämpa sjukdomen och gör sig beroende av andra, då ser utsikterna dåliga ut” i sin bok *Aktör eller bricka i spelet?* Däremot har det visat sig ”att bättre anpassning och att leva längre än förväntat hänger samman med att lägga mindre vikt vid inflytelserika personer som bestämmer över ens liv.”

Man pekar ut möjligheten att patienten kan öka sin förmåga att återvinna hälsa genom att ta upp en diskussion med läkaren om deras förhållande – och om läkarens roll som ”helbrägdagörare”. Även om patienterna är helt beroende av andras hjälp är de nödvändigtvis inte fråntagna inflytande över den egna situationen.

Långvarig sjukdom kan komma till en punkt då andra är bättre lämpade att tillvarata ens hälsa. Man har för den skull inte tappat kontrollen. Genom personalens insikt och sätt att arbeta kan den sjuke uppleva så kallad *deltagande kontroll.*

Patienten kan aktivt bidra till att medicinsk personal får all den information som måste till för att göra goda val i behandlingen. På det sättet kan patienten påverka sitt tillstånd genom andras kompetens. Det kan uppstå ett *psykologiskt kontrakt* mellan patienten och sjukvårdspersonalen.

Tänk efter:
Vad krävs för att
vi ska få till detta?

En sådan *terapeutisk allians* kommer att ge möjligheter till goda behandlingsresultat, som Nygård påpekar, så att även om sjukvårdspersonalen sitter inne med livsviktig kompetens så behöver inte patienten reduceras till att bli en passiv åskådare till behandlingen. Sjukvårdspersonalen kan antingen belöna passivt beroende eller uppmuntra till aktivt deltagande.

När utsikterna för patienterna är kontinuerlig försämring kommer sådana strategier att bli kvalitativt värdefulla sätt att samarbeta på, så att patienten behåller sin värdighet.

För att peka på alla de faktorer som påverkar den enskildes situation när livet ändras visar vi trappan nedanför. Den här processen börjar från den första smärtan till en helt ny livskvalitet.

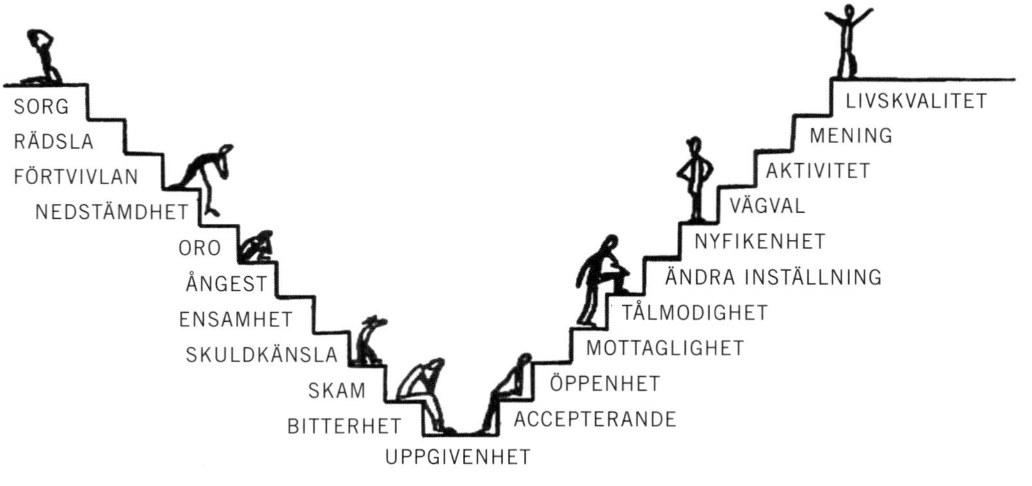

Fritt efter Gunilla Brattberg

Avslutningsvis lyfter vi också fram modellen i Hilchen Sommerschilds bok *Bemästrande som möjlighet*. Hon pekar på några riktigt viktiga förutsättningar för bemästrande – både av relationskaraktär och individuell karaktär.

Bemästrandets villkor:

Tillhörighet

TVÅSAMHETEN
Minst en förtrolig

FAMILJEN
Förutsägbar
Bekräftelse, tillhörighet

NÄTVERKET
Värdegemenskap
Socialt stöd

Kompetens

Kunna något

Vara till nytta

Få och ta ansvar

Utveckla kärlek till nästan

Möta och bemästra motgång

↓

Egenvärde

↓

Motståndskraft

När det kommer till kritan handlar det om att den som ska bemästra och de som ska uppmuntra och stödja:

- förstår situationen
- tror på att man kan finna lösningar
- tycker det är meningsfullt att försöka
- förstärker det betydelsefulla

4.5 Samliv och sexualitet

I ett gott liv betyder samliv och sexualitet väldigt mycket. Det är en källa och energi till hälsa, glädje, närhet, omsorg och lycka. De flesta kroniska sjukdomar kan på olika sätt eller vid olika tidpunkter påverka denna livskälla och vara orsak till frustration, prestationsångest och förlust av livskvalitet. Komplikationer på detta område är ett "dolt problem".

För den eller dem som det gäller kan det upplevas svårt eller dumt att ställa frågor och många av dem som jobbar inom vården är ofta inte tränade för att tackla dessa problem. Det är viktigt att öppna upp för att frågorna blir ställda och att de som har behandlarrollen kan tackla frågorna eller vidarebefordra dem till rätt instans efter behov.

Samliv och sexualitet måste sättas in i sitt rätta sammanhang och inte förväxlas med bara sex. Som utgångspunkt för samtal om detta tema tar vi med definitionen av sexualitet som används av WHO (Världshälsoorganisationen):

> "Sexualiteten är en integrerad del av varje människas personlighet: man, kvinna och barn. Den är ett grundbehov och en aspekt av att vara mänsklig, som inte kan skiljas från andra livsaspekter. Sexualitet är inte synonymt med samlag. Sexualitet är inte lika med orgasmförmåga, och är inte heller lika med summan av våra erotiska liv. Sexualitet är mycket mer: den finns i energin som driver oss att söka kärlek, kontakt, värme och närhet; den uttrycks i vad vi känner, hur vi rör oss, hur vi rör varandra och själva tar emot beröring (smekningar). Sexualiteten påverkar tankar, känslor, handlingar och gensvar och genom detta vår psykiska och fysiska hälsa ..."

Tänk efter:
Hur förhåller du dig till frågor om samliv och sexliv vid sjukdom?

5. Personlig energi

SOM NÄR VINTER

Som när vinter kommer till det unga trädet
Som till en skadeskjuten hjort
Knäna sviktar men mjukt lyfter den himlen i sin krona
Då – plötsligt är det vår
och trädets hornkrona
full av blad och ljus.

Stein Mehren (Fritt översatt från norskan)

Dikten är full av kraft, hopp och ljus. När man blir drabbad av eller lever med en sjukdom som är kronisk är det säkert lättare sagt än gjort att hämta livsmod och energi till att möta utmaningar och se framåt. När livet förmörkas av smärta, förtvivlan och rädsla är det ofta dessa känslorna som styr energin och bruket av krafter. Om sådana känslor får styra kan man komma att mista kontrollen över sitt eget liv.

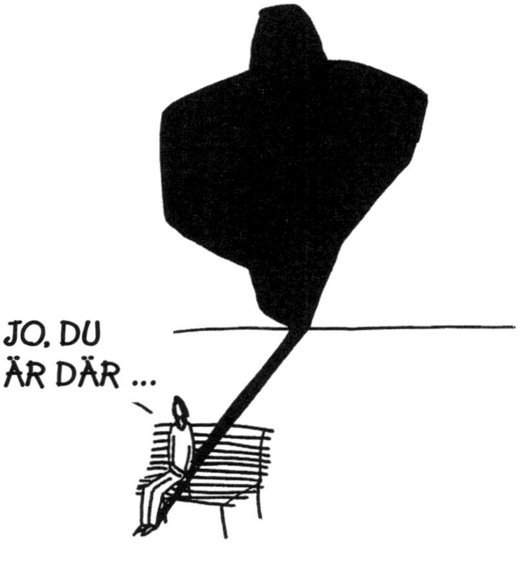

5.1 Medvetenhet om känslor och energi

Självförståelsen är grundläggande i allt bemästrande. Vi måste inse att sjukdomen påverkar hela personen, kanske också personligheten. Den styr det vi säger och det vi gör. Självförståelsen handlar om att bli medveten om denna påverkan.

I en artikel i *Akterscopet* 5-92 skriver Aud Bruknapp:

> "Det du inte har medvetandegjort för dig själv
> – det styr dig,
> men det du har medvetandegjort
> – det styr du."

I boken *Ut ur rondellen* utvecklar Aud Bruknapp denna tankegång. Hon använder begreppet *hälsoförmåga*, förmågan att leda tankarna i frisk riktning och därigenom stimulera de läkande processerna i kropp och själ.

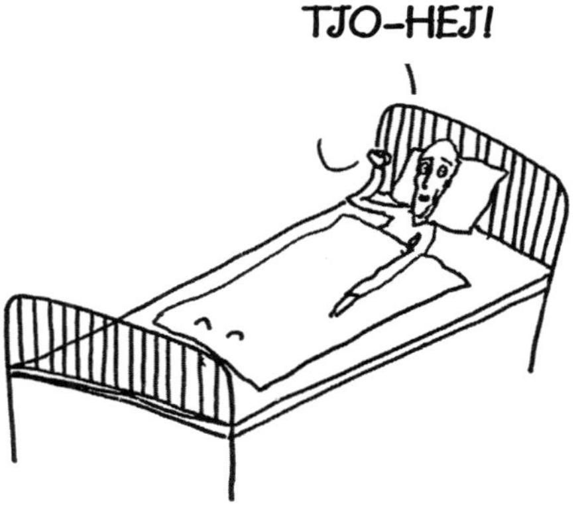

Känslor är energi. Krafter som:

- förstärker eller försvagar
- omsätts i handlingar som formar ens livssituation
- ger mening eller uppgivenhet
- bygger eller undergräver
- förstärker eller försvagar mening och betydelse

"Möjligheter måste upptäckas för att de ska bli möjligheter."

(Ur *Tvångsomhändertaganden* av Ingrid Claezon)

Självinsikt – också i livskriser – betyder att inse att det är möjligt att påverka den egna kraften. Personen kan välja att ta kontroll eller överlåta kontrollen till andra. Det finns vetenskapligt underlag för att hävda att den enskilde kan göra val och bestämma inriktningen och innehållet i livssituationen. Det finns också underlag för att fråga: "vad för slags hjälp behöver man för att återfå kontrollen över sitt eget liv när sjukdomen drabbar hårt?"

Vi har hela tiden möjligheter att förbättra vår kontroll. Ett mycket viktigt element också när man är frisk, är att förstå och medvetandegöra att det jag tänker och säger också är ett budskap från mig själv till mig själv.

Om en person hela tiden säger: "Jag är trött", kommer det negativa budskapet att förstärka känslan av att vara utsliten och uttröttad.

Ett annat klassiskt exempel är:"Jag har inte tid". Om det sägs tillräckligt ofta bygger det upp stress och frustration. Ord har en inneboende betydelse och negativt laddade ord förstärker sådana känslor. Språk och ordval bidrar alltså med en betydelse i sig själva.

Ett sätt att komma in på ett positivt spår – det vill säga att gå från ett negativt konstaterande "trött" och "har inte tid" till en positivt inriktad kommunikation är att ändra kommunikationsform. Den är frågande och sökande efter lösningar och mening.

Till exempel:

- Vad kan jag göra för att känna mig intresserad och få mer livsgnista?
- Hur kan jag planera tiden och lägga upp mina dagar för att få mer utrymme för livsglädje och aktiviteter?

Kontrollen över ens tillvaro är på många sätt A och O. Det finns en intressant parallell till arbetslivet där forskning visat att skadlig stress utlöses av stora krav i kombination med bristande inflytande och stimulans. Forskare som Karasek och Theorell har visat att ett jäktigt arbete utan någon form av synligt och betydelsefullt resultat ger både depression, trötthet och hjärtproblem. Annan forskning från arbetslivet har visat att långvarig arbetslöshet ger en negativ effekt på immunförsvaret. (Ur *Spelet om hälsan* av A-M Landtblom)

För att fördjupa synpunkterna på betydelsen av ändamål och mening återvänder vi till Viktor Frankl. Han säger i boken *Kämpande livstro*:

> "Varje människa blir frågad av livet,
> och hon kan enbart svara livet genom att ansvara för sitt eget liv.
> Sitt svar till livet kan hon bara ge genom att visa ansvar."

"Känn dig själv" är en gammal utsaga – men den är ändå inte gammaldags. I detta sammanhang är medvetenhet och självmedvetenhet hos den som ska hjälpa och den hjälpbehövande helt avgörande för resultatet av samarbetet.

Om man stänger sig inne i rädsla och förtvivlan blir det tungt att leva positivt med en sjukdomsdiagnos. När rädslan och ångesten får för stor plats börjar man mista kontrollen. Den psykiska balansen avtar. Mindre problem verkar oöverstigliga och reaktionsmönstren blir irrationella och föga medvetna.

Psykologen Rollo May har framhävt hur viktigt det är att bli medveten om vad som sker när vi "stänger in oss" och förtränger rädsla och ångest. Om orsaken till rädslan hotar vår existens gör förträngning oss allt mindre i stånd att kämpa mot det som verkar hotfullt.

Kraft och energi smulas sönder och ökar hjälplösheten. I samtal med cancerpatienter hör vi ofta hur de blir ensamma med fruktan och de oroliga tankarna. För många känns det som att mista fotfästet och inte ha något att hålla sig fast i. Några gånger blir känslorna så starka att de fyller hela personen. De tar herraväldet över intellektet. Känslorna styr handlingarna i stället för att bli styrda av medvetna tankar.

» Frågan uppstår om man ska
- använda krafterna på att beklaga den förlust som sjukdomen har medfört
- eller inrikta sig på de möjligheter som uppstår, som kan vidareutvecklas och ge ett nytt livsinnehåll.

ATT VARA STARK

Att vara stark är inte
Att aldrig falla
Att alltid veta
Att alltid kunna

Att vara stark är inte
Att alltid orka skratta
Att hoppa högst
Eller vilja mest

Att vara stark är inte
Att lyfta tyngst
Att komma längst
Eller att alltid lyckas

Att vara stark är
Att se livet som det är
Att acceptera dess kraft
Och ta del av den
Att falla till botten
Att slå sig hårt
Och alltid komma igen

Att vara stark är
Att våga hoppas
När ens tro är som svagast
Att vara stark är
Att se ett ljus i mörkret
Och alltid kämpa
För att nå dit

Mari Fredriksson 1986

Rollo May pekar i detta sammanhang på hur viktigt det är att bli medveten om värden och vilken betydelse de olika värdena har. Ett erkännande av sådana värdens betydelse leder till medvetna val. Sådana val är tunga och svåra när livet är hotat. Det kan nästan verka omänskligt. Det finns emellertid talrika exempel på att människor är i stånd att mobilisera energi och inre styrka som långt överstiger deras ursprungliga förmåga.

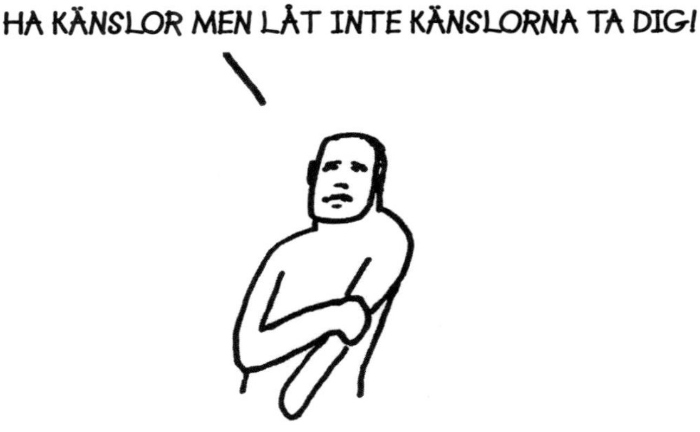

Viktor Frankl citerar Dostojevskij som en gång har sagt:

> "Det är bara en sak jag fruktar:
> att inte vara min smärta värdig".

Frankl pekar på hur nödvändigt det är att inse att människan har inre frihet intill sista andetaget att utforma ett meningsfullt liv:

> "Mening är också liv som knappast ger någon chans alls att förverkliga något, vare sig i skapande eller upplevelser, utan bara ger möjligheten att upprätthålla en värdig hållning ... Det är inte bara det skapande och njutningen i livet som har mening. Har livet överhuvudtaget någon mening, då måste också lidandet ha en mening."

Tänk efter:
Vad är det viktigt att brukare pratar om? Vad är det viktigt att prata med sjukvårdspersonalen om?

Det mer folkliga "det är inte frågan om hur du har det utan hur du tar det" är också ett uttryck för hur vi människor har förhållit oss till sorg och glädje mellan livets ytterligheter.

OM ATT BÄRA

Vi är skapta till att bära
och underlätta bördorna för varandra.
Förgäves lever ingen.

Men våra egna bördor ska vi bära ensamma.

Stor och värdefull är sorgen
som inte kan delas
av andra.
Men fattig, liten och arm är den glädje
som du vill njuta ensam.

Hjälplös är den som inte har någon att hjälpa
och vara god mot.

Lik ett träd utan sav
torkar han ut - - .
Den mannen bär tyngsta bördan
som ingenting har att bära.

Jan Magnus Bruheim (Fritt översatt från norskan.)

» Var du befinner dig är på långt när inte så viktigt
som vart du riktar uppmärksamheten medan du är där!

5.2 Rädsla och fruktan

MÄNNISKORS MÖTE

Om i ödslig skog
ångest dig betog,
kunde ett flyktigt möte
vara befrielse nog.

Giva om vägen besked,
därpå skiljas i fred:
sådant var främlingars möte
enligt uråldrig sed.

Byta ett ord eller två
gjorde det lätt att gå.
Alla människors möte
borde vara så.

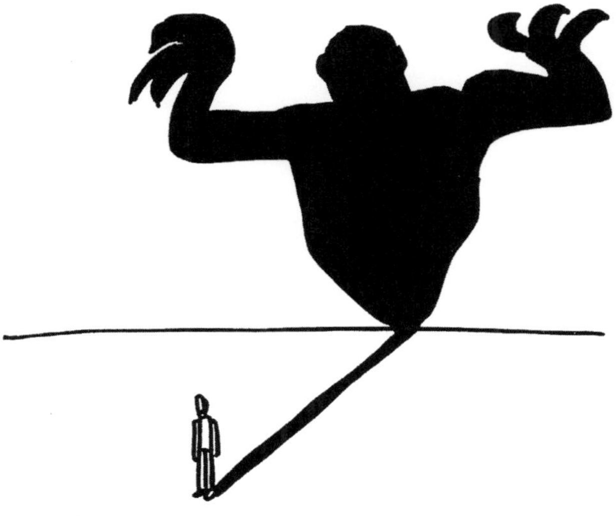

(Ur *Att övervinna världen* av Hjalmar Gullberg)

Rädsla och fruktan handlar om känslor. Det rör sig om krafter och energi som sätts i rörelse i var och en – antingen vi är friska eller sjuka. Det innebär att förstå att våra handlingar styrs av både rationalitet och irrationalitet. Blir vi medvetna kan vi som nämnts påverka känslorna, styra handlingarna och göra en del val.

Det är inte omständigheterna som väljer åt mig. Det innebär också att förstå att rädsla, smärta och förtvivlan är en del av livet som inte kan jagas bort. Det är kanske därför smärtpatienter som inser att de måste leva med smärtan dämpar sin smärtnivå. När den psykiska smärtan över att ha smärta avtar blir den ursprungliga smärtan mindre.

Filosofen Nina Karin Monsen hävdar att vi måste ”välja” valet att leva som självständiga individer. Vi måste känna valets plåga och alltid fortsätta välja för att inte bli fast i ett mönster.

Ett val innebär i sig spänningsfältet mellan trygghet och otrygghet. Det är detta spänningsfält som rädslan lever i, och det är här energin bestämmer riktning. Detta återfinner vi också i förhållandet frisk-sjuk. För att leva bra i vardagen är det nödvändigt att balansera detta spänningsförhållande. Detta val innebär att bruket av energi får en riktning.

Många människor med kronisk sjukdom klarar detta riktigt bra genom att till exempel säga: ”Jag har diabetes, men jag är frisk.” De har valt att lägga uppmärksamheten på det friska.

Ett exempel på detta är Lasse Winborg som i en DN-artikel häromåret gick ut med en handikappolitisk paroll: Jag är MS-frisk. För en person med MS är man sjuk när man är förkyld eller har maginfluensa och för den delen också när man har ett skov – men för övrigt är ens tillstånd med MS ”det normala”. Att alltid bli betraktad som sjuk kan kännas felaktigt och förnärmande. Lasse berättar om hur man kan bemöta frågor från omgivningen: ”Jovisst, jag har MS, men jag har ju fått medicin. Du känner väl till att det kommit medicin mot MS? För mig är det är inga problem alls.”

En reumatiker som har givit mycket inspiration till sin omgivning har insett och gjort sina val utifrån hur livet och vardagen utvecklar sig i uppförsbacke, nedförsbacke och vid nystart.

Han kallar dessa ”faserna” för:

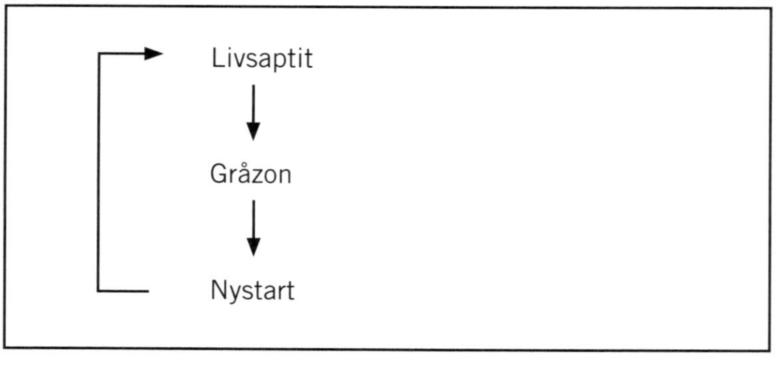

När livsaptiten finns där njuter han av livet och gör det han har lust till. Men han vet också att smärta och tunga tankar kommer. Han måste arbeta sig igenom gråzonen för att få kraft på nytt och överskott – ny ”livsaptit”.

Tänk efter:
Hur ofta försöker vårdare att pejla in vilken "fas" brukaren är i?

Hur ofta kan brukaren förmedla detta tydligt till sjukvårdspersonalen?

Vilken roll spelar anhöriga?

I *Positiv rädsla* har Paul Moxnes lett in oss i trygghetens och rädslans komplexa värld. Fruktan och rädsla stör balansen i oss. Vi försöker att skapa balans genom att söka trygghetens vana behag. Tryggheten kan emellertid också ha mycket rädsla i sig. Som filosofen Bertram Russel har sagt: "Ingen i världen känner sig så otrygg som den som aldrig tar en chans." Moxnes påpekar därför att: "Att vara trygg är på så sätt att tåla att vara rädd." Rädsla har med val att göra. När människan står vid vägskäl och måste bestämma sig, då kommer osäkerheten.

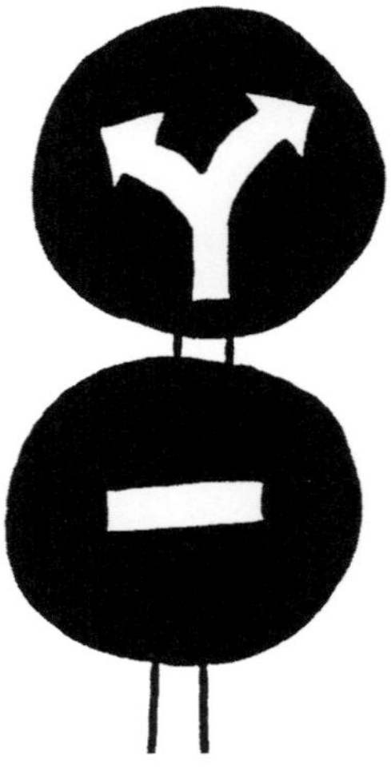

Det är när livet kastas om och själva grunden i tillvaron blir uppryckt, förändrad, som rädslan kan ta tag, dominera våra känslor och suga kraften ur oss. Tidigare kunskaper och erfarenheter räcker inte till. Valmöjligheterna kan verka små och långt borta.

I sådana situationer går var och en medvetet och omedvetet in i en förändringsprocess. Personen måste igenom en "inre omorganisering" för att få en nystart och ny inspiration. Processen är naturlig. Det är ingen sjukdom men den är smärtsam för att man både ska tackla förlust, svåra känslor och skaffa sig ny kunskap.

Vid kronisk sjukdom kan det hända att man måste lära sig allt på nytt. Det tyngsta är kanske att "lära bort" allt man har i bagaget från sitt tidigare liv.

Vid stora och delvis dramatiska förändringar i människors livssituation är det därför nödvändigt att ge stöd och uppmärksamhet så att den enskilde kan komma igenom naturliga och nödvändiga reaktioner på ett bra och utvecklande sätt och bemästra situationen på nytt.

VI KAN FÅ ETT PSYKISKT SÅR

"I behandlingsarsenalen har jag saknat tillgång till möjligheter som går ut på att ge oss drabbade hjälp att tillvarata den psykiska hälsan ända från sjukdomsdebuten. Redan i början behöver vi få information om att det är sannolikt att vi får en kris med efterföljande krisreaktion när vi drabbas. Vi behöver få träning i att sätta ord på det som sker med oss, och experterna måste använda ett språk som vi förstår. I brist på bättre vetande har vi lätt att förtränga smärtor och rädsla i stället för att bearbeta detta inom oss själva. Vi måste med andra ord få hjälp att erkänna och få insikt inte bara vad som sker med oss fysiskt utan också psykiskt."

Hallgerd Skaar

Nedan visas faserna i en sådan process och några av de känslomässiga reaktionerna som kännetecknar processen:

5. Ny situation – ny balans
- Förankring
- Stabilitet
- Bemästrande av situationen

1. Nu-situationen – balans
   – förankring i Jobb
- Stabila förhållanden
- Nätverk
- Positiv självbild
- Arbets- och livsglädje

4. Val
- Bestämma sig
- Ge sig själv bekräftelse i förhållande till valet
- Val nödvändiga för att komma vidare

Val utlöser nya krafter
- Ny insats
- Ny riktning

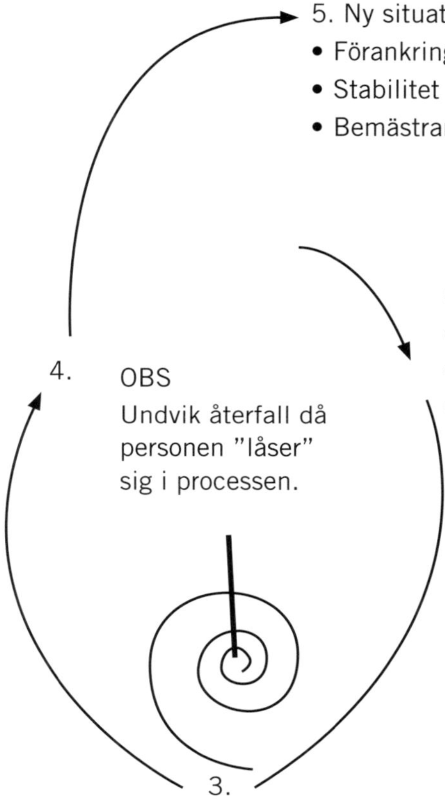

2. Förändrad livssituation
- Obalans/kaos ger
  – förvirring
  – nedstämdhet
  – tomhet
  – trötthet
  – sorg
  – ilska
  – rädsla
  – meningslöshet
  – skuldkänslor
- Irrationella reaktioner
- Uppmärksamhet inåt (inåtvänd)

3. Det ljusnar
   – det börjar ljusna
- Känslomässiga svängningar
  – uppstämd
  – nedstämd
- Möjlighet att se framåt
  – rationellt samtal
- Påbörja och upptäcka nya möjligheter
- Se öppningar för en ny tillvaro

1. Nuläget – balans

Det är viktigt att vara klar över hur det känns att vara i känslomässig balans, ha översikt och vara nöjd med sig själv och tillvaron. Livsglädje och arbetsglädje kännetecknar tillstånden. Vi har kontroll och styr våra liv. Vardagen är förutsägbar.

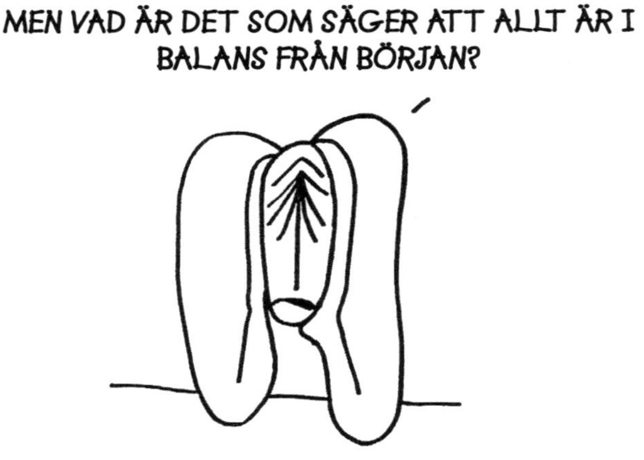
MEN VAD ÄR DET SOM SÄGER ATT ALLT ÄR I BALANS FRÅN BÖRJAN?

2. Förändrad livssituation på grund av sjukdom

Det är naturligt att kämpa med känslor och reaktionsmönster kännetecknade av olust, nedtryckthet, sorg, osäkerhet, tvivel, självförebråelser, koncentrationsproblem, ilska och uppgivenhet. Men det är mycket viktigt att stötta människor genom en sådan frustrations- och förvirringsfas. I värsta fall kan det sluta med en ständig upplevelse av tomhet och meningslöshet. ("Det låser sig") Denna fas kännetecknas av uppmärksamhet på inre tillstånd och känslor – föga uppmärksamhet utanför sig själv. Personen är knappast mottaglig för yttre påverkan och behöver först och främst uppmärksamhet som individ – att det är någon där. När människor är mitt i en sorg efter att ha blivit drabbade av sjukdom är de i regel mer upptagna av sig själva än av fakta.

Tänk efter:
Hur mycket vet patienter och anhöriga kunskap om naturliga sorge- och förlustreaktioner?

3. Det ljusnar

Fasen kan vara fylld av spännning och irritation, svänga mellan positivt och negativt, men det ljusnar. Det kastas ljus över problemet, så att det är möjligt att komma vidare i processen och göra medvetna val. Personen riktar mer uppmärksamhet utåt och blir mer mottaglig för sakliga argument och krav från omgivningen. Det blir viktigt att "fånga" personen i positiva och upprymda stunder för att komma igång med samtal som kan hjälpa till att rikta blicken utåt och framåt. När personen inser att det finns möjligheter att det går att göra nya val, går den känslomässiga processen i rätt riktning

4. Val

Den nya situationen stadfästes, bekräftas eller förkastas. Detta är valets stadium och kännetecknas ofta av att man virrar fram och tillbaka mellan det gamla och det "nystartade". Möjligheten att fungera på ett annat sätt måste upptäckas och inövas. Bekräftelse på val och beslut är viktig så att en ny balans upprättas. Detta gäller

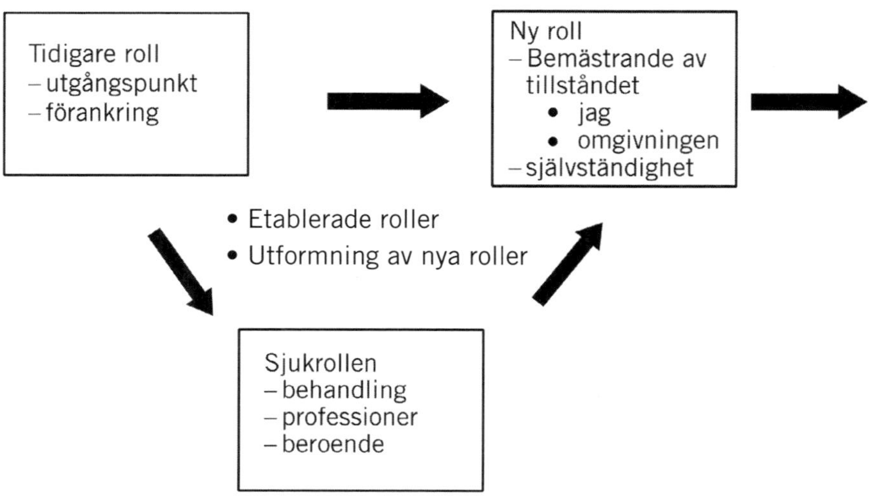

bekräftelse både från en själv och andra. Personen är i färd med att bygga en ny plattform att existera på.

Den viktigaste förutsättningen för att klara livet efter förlust vid sjukdom är kanske processen fram till att godta ”nya” tillstånd. Jag kan inte vända tillbaka.

Det är svårt att godta att man inte kan leva som förr. Livet måste omdefinieras och nya roller formas:

I denna process kan rädslan vara en väsentlig drivkraft om vi klarar av att frigöra energi. Annars kan rädslan binda oss vid det gamla. Vi önskar hela tiden vända tillbaka.

Paul Moxnes säger:

> ”Rädslan är en lukt
> Rädslan är motivation.
> Rädslan är trängsel som samtidigt bär med sig ett behov av att spränga ramarna, att ta ett jättesprång och – bli fri.
> Varje ny utmaning väcker rädsla och blir en lärandeprocess,
> Rädsla är att göra något jag inte vet om jag klarar av.
> Rädsla är en aktivering, vaksamhet, oro.”

Moxnes understryker att rädslan är en av våra viktigaste motivationskällor: ”När rädslans energi kan vändas mot uppgiften hellre än mot självet då känner vi oss energirika och trygga.”

Eller annorlunda uttryckt: när vi förflyttar uppmärksamheten från de onda känslorna, upptäcker möjligheter, gör val och handlar därefter, formas ett annat liv och en ny roll.

Det är särskilt viktigt att vara klar över alla rollmönster som gör sig gällande. Man ska inte fly från någon av dem. Man måste vara tillräckligt länge i rollen och rollförståelsen för att kunna komma vidare. Sjukrollen genomlevs för att kunna forma ett nytt liv.

I denna process måste anhöriga vara på sin vakt så att deras beteende främjar utveckling och inte överstimulerar sjukrollen.

> ”Livet kan bara begrundas bakåt, men måste levas framåt.”
>
> Sören Kierkegaard

Språk bestämmer mönster och känslor i vårt samspel med andra. Det är skillnad på begreppen ”frisk” och ”sjuk”! Ord lever inte ett liv för sig själv utan skapar förväntningar och betydelser. Onödig användning av ”sjuk” och ”sjukdom” kan få en oavsedd verkan.

I boken *Vägen till Karlavagnen* delar Jon Magnus sina tankar och känslor med oss. Han ger oss inblick i sitt liv som närmast anhörig till en hustru som har cancer. Om hennes sjukdom säger han: ”Din sjukdom har gjort mig till en mer tänkande och ansvarsfull människa.”

MS-sociologi

Nina Grytten har i sin doktorsavhandling belyst vad som sker med vår person och med familjen när vi drabbas av MS. MS har en djupgående effekt på patienternas och deras anhörigas sociala liv. Kronisk sjukdom innebär ett fundamentalt lidande som påverkar vår självuppfattning. Författaren Thoms Mann beskrev ”social sjukdomslära” som ”… nästan alla individens lidanden är sjukdomar i den sociala organismen”. Genom termen ”Social sjukdomslära” hänvisade Mann till de sociala relationer som befäster och organiserar sjukdomen. Sjukdomen och dess yttringar har en symbolisk betydelse som har en djupgående effekt på hur människor uppfattar sjukdomen och hur de agerar gentemot den. Den diskriminering som pågår mot personer med funktionsnedsättning får stor betydelse för deras självuppfattning och identitet. Det sätt som folk förhåller sig till sjukdom på, kan bli en påtaglig börda av lidande. Det individuella lidandet inbegriper erfarenhet, tolkning, val och handling. MS är ett biologiskt fenomen, men MS är också vad G H Mead (1962) benämnde ett ”socialt objekt”. Folk förhåller sig till MS som ett socialt fenomen genom att ge det en betydelse och ett värde och genom att utvärdera det normativt. MS är både ett natur och ett socio-kulturellt objekt. Det är mer att leva med en sjukdom än fysiologi och biomedicinsk sjukdomslära. Den har en betydelse för personen med sjukdomen och personens omgivning… Som Moerman (1990) uttryckt det, ”ämnet är inte … nervkontraktioner, utan sociala aktiviteter av sociala aktörer i en annans närvaro”.

Kropp, livshistoria och funktionsnedsättning

Bury (1982) formulerade termen ”biografiskt avbrott” för att beskriva de osäkerheter som förorsakas av kronisk sjukdom. Det förflutna och framtida planer avbryts genom framtidsutsikterna med kronisk sjukdom. Att möta sjukdom innebär ett grundläggande nytänkande om personens livshistoria och självuppfattning.

Kroppen är central för upplevelsen av sjukdom och den därmed förändrade självuppfattningen. Som Crossley (2001) uttrycker det ”den sociala världen, rotad som den är i sin interaktion, vilar på vårt förkroppsligande (embodiment)”. Den upplevelse som uppstår i interaktionen beror på förkroppligandet (”bara kroppar möts”). Deltagarna är medvetna om varandras kroppsliga närvaro (Crossley 2001). Alltså är vi fullt medvetna om vårt eget yttre framträdande och presenterar oss genom ordentlig klädsel, hårklippning och make up. Kroppen uttrycker karaktär, personlighet, mening och avsikter, det vill säga, inre kvaliteter som vi inte kan varsebli på något annat sätt.

De är oskiljaktliga: kroppen och medvetandet och de är ytterligare karakteriserade i Merleau-Pontys avhandling (1969) *Jag är min kropp* som pekar på uppfattningen av självet som en kroppslig upplevelse. Fenomenet världen är tillgängligt för vårt medvetande som en kroppslig upplevelse, med Merleau-Pontys ord ”världen är helt inuti och jag är helt utanpå mig själv”.

(Nina Grytten, doktorsavhandling, Bergen, 2008)

6. Pedagogiska arbetsformer

I praktisk pedagogik är det mycket viktigt att arbetsformer, metoder och hjälpmedel väljs med omsorg. De måste vara förankrade i och reflektera de frågor och krav som lärande och bemästrande vid kronisk sjukdom och funktionsnedsättning innebär.

Vi tänker på:

- Betydelsen av aktivt och självständigt handlande hos brukarna.
- God kommunikation som förutsättning för förståelse och lärande.
- Behandlarens insikt i sin egen roll och till attityd till brukaren.
- Brukarerfarenheter som drivkraft i lärandeprocessen.
- Att bearbeta egna erfarenheter som källa till kompetensökning hos brukare och sjukvårdspersonal.
- Pedagogiska metoder som involverar, aktiverar och ställer krav.
- Arbetsformer som balanserar förhållandet mellan brukarerfarenheter och medicinsk sakkunskap.
- Självständiga grupper som mötesplats och arena för lärande både för brukare och vårdare.

De fem första kapitlen har först och främst fokuserat på förhållanden som är avgörande för att lärande och bemästrande faktiskt sker. För den som handleder patienten/brukaren och anhöriga är det ett stort steg att röra sig från förståelse till konkreta handlingar som leder till att brukaren inlemmas i en bra lärandeprocess. Kommunikation omfattar allting när vi samtalar eller informerar. Kärnan är att det måste uppstå en förbindelse till brukarna som bidrar till gemensam förståelse och inspirerar till aktivitet och bemästrande.

”Kommunikation betyder att ”göra gemensamt”. Det bygger på diskussion med respekt och ödmjukhet för den vi vill beröra. ... Vi kan så mycket inom vården. Vi vill så mycket. Men inte alltid får vi fram budskapet till den det berör. Att skriva ett vackert brev och glömma att posta det. Så uttryckte EU-kommissionären Margot Wallström behovet av tydlig kommunikation.”

(Ur *Att förflytta berg* av Karin Sjögren)

6.1 Kommunikation

LYSSNA

När jag ber Dig att lyssna på mig,
och Du börjar ge mig råd
har Du inte gjort det jag bad Dig om.

När jag ber Dig att lyssna på mig
och Du börjar tala om för mig att jag inte
bör känna som jag gör,
trampar Du på mina känslor.

Lyssna! Allt jag begär är att Du lyssnar,
inte pratar eller gör – bara hör på mig!
Råd är billiga: för 25 kronor får du både Familjedoktorn
och doktor Ruth i samma tidning.

Och jag kan klara mig själv, jag är inte hjälplös.
Kanske modlös och i obalans, men inte hjälplös.

När Du gör något åt mig som jag kan och behöver göra själv,
så bidrar Du till min rädsla och min svaghet.

Men, när Du accepterar som ett enkelt faktum att jag
känner som jag gör, oavsett hur irrationellt det kan vara,

först då kan jag sluta försöka övertyga Dig och jag börjar jobba på
att förstå vad som ligger bakom mina irrationella känslor.
Och när det är klart, är svaret också där och jag behöver inga råd.
Irrationella känslor blir begripliga när vi förstår vad som ligger bakom dem.

Kanske är det därför bönen fungerar, ibland, för somliga.
Därför att Gud är stum, han ger mig inga råd eller försöker fixa saker.
"Den" lyssnar bara och låter mig komma fram till lösningen själv.

Så var snäll och lyssna, bara hör på mig.
Och om Du vill prata,
vänta en stund på Din tur, så ska jag lyssna på Dig.

(Anonym)

För de flesta av oss består livet i stort sett av vanliga dagar. Vi gör samma saker, följer sedvanliga rutiner och vi pratar för det mesta med samma människor. Det ger vardagen innehåll och formar våra liv. I kommunikationen med andra skapas mening. Vi delar erfarenheter och påverkar varandra genom sättet som vi är på:

vi berör
varandra

inte med hud
men med ord

dina ord
berör mig
som mina ord

berör dig

vi rör
vid varandra

utan att egentligen
vilja det

Målfrid Frahm Jensen

I vardagens myller av små och stora saker är vi kanske inte lika medvetna om vad som sker med oss. Vi förstår först hur viktigt dagligt samspel med andra är när det begränsas eller upphör. Antingen jag pratar med mig själv eller med andra så är kommunikationen ett *meningsbärande* element i tillvaron.

När vi kommunicerar med människor från en professionell ståndpunkt måste vi förstå hur viktigt det är att budskapet är meningsfullt. Att informera, meddela, vägleda, samtala är att ge mening eller ge underlag för att skapa mening.

Vi måste alltså lära oss att göra vår information meningsfull för andra. Detta är utgångspunkten för att de ska kunna lära, utvecklas och göra egna val.

» INFORMATION är inte det som är sagt
utan det som uppfattades.

"Det berättas om Moder Theresa som höll en föreläsning för västerländska företagsledare som samlats i Calcutta. Hon kom sent. Alla satt och väntade. Hon skulle tala över ämnet att motivera sin arbetsgrupp. Moder Theresa gick upp i talarstolen och ställde två frågor till auditoriet. Sedan var föredraget över. Frågorna löd: "Känner ni era anställda?" och "Älskar ni dem?".
Genom att se, bekräfta och älska våra medmänniskor kan en bestående beteendeförändring komma till stånd. Det kan kännas som att flytta ett berg."

(Ur *Att förflytta berg* av Karin Sjögren)

6.2 Lärande

När sjukvårdspersonal undervisar betyder det inte nödvändigtvis att patienterna lär sig något. Undervisning och lärande är som nämnts i inledningen två olika förlopp, men de är beroende av varandra. Lärande är något som sker med och inom den enskilde. Undervisning är något som blir gjort av andra.

» LÄRANDE handlar om relativt varaktiga förändringar av kunskaper, färdigheter och attityder.

Vuxna människor lär sig bäst när de är aktiva i lärandeprocessen, när de har ett eget förhållningssätt till läroförloppet och när de kan använda sina erfarenheter i samspel med andra. Det ger bekräftelse, anledning att ändra sin ståndpunkt och ger nya insikter.

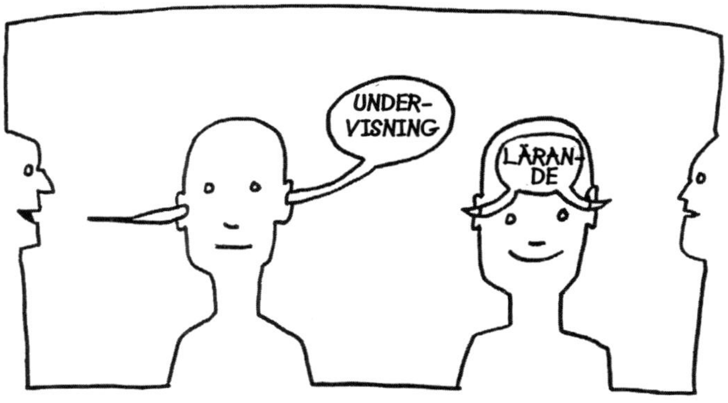

- Hört – men inte förstått
- Förstått – men inte accepterat
- Accepterat – men inte utfört i praktiken
- Utfört i praktiken – men hur länge?

Tänk efter:
I vilka situationer har du lärt dig något?
Hur fick du bekräftelse på att du lärt något?

En envägskommunikation av färdigformulerad kunskap är i de flesta fall ett otillräckligt underlag för ett reellt lärande och handling i förhållande till den egna situationen. Aktivt lärande genom deltagande ger aktivitet och ansvar.

Vi ska handleda i det gyllene ögonblick när den som har sjukdomen funderar över något, söka oss fram till de riktiga frågorna, i stället för att ge de riktiga svaren.

All undervisning och behandling bör ha som mål att ge den bästa grunden för egna beslut. När sjukvårdspersonal förstår effekten av svararrollen och använder frågarrollen, kan detta som tidigare beskrivits (sid 13) föra till en process där patientens självständighet ökar. Sjukvårdspersonal kan självfallet ge råd och svar ibland, men självständiga val förutsätter en större vikt på handledning från behandlarens sida.

Åse Vigdis Festervoll skriver i boken *Kultur och hälsa*:

> "Även om en del människor kan ha fysiska och psykiska symptom och sjukdomar, så har de också förutsättningar och resurser som är välfungerande. När vi blir bemötta som hela människor, och inte som uppdelade i bitar, så kommer de friska delarna av oss bidra till att läka de sjuka.
>
> När det offentliga gör oss till klienter, så blir också något av ansvaret för oss själva fråntaget oss. När läkarvetenskapen finner fler och fler diagnoser och visar upp att de kan lösa mer och mer av våra problem, så blir vi också på ett sätt omyndigförklarade. Även om det är behagligt att bli omhändertagen och omplåstrad, så vill egentligen alla människor bli sedda och hörda som de människor de egentligen är."

Personer med kronisk eller långvarig sjukdom mår oftast bättre om de inser detta. Det bidrar till ökad självkänsla och handlingskraft och minskat beroende. Det är viktigt att uppmuntra, så att den som har sjukdomen börjar tro på sig själv och vågar lita på att deras egna erfarenheter är viktiga och värdefulla. Sjukdomen kan till och med ha medfört en förändring i livet som i slutändan blivit en positiv utveckling.

Paula, storasyster till ung kvinna med MS:

> "Mina erfarenheter av MS var inte så stora, men jag fick lära mig av min syster. Hon har varit bra på att lära ut sin kunskap, speciellt till mina barn. Jag tycker man ska ge den som fått MS-diagnos en tid att själv få smälta det först. Var en god lyssnare. Ge dem extra mycket värme och visa att du fortfarande är den vännen, som du alltid har varit. Kärleken från dig är A och O. Min lillasyster var väldigt livlig och mer framåt än någon annan i hennes omgivning. Vännerna var mer värdefulla än familjen innan hon fick kunskap om sin diagnos. Nu delar hon med sig av sig själv. Hon visar sin kärleksfulla sida. Idag är hon realistisk och hon vågar visa även sin svaga sida, vilket

hon aldrig gjorde tidigare. Hon har alltid varit positiv, men nu ännu mer. Hon tar dagen som den kommer och gör det bästa av dagen som det vore den sista. Hennes ego har blivit mer givande, hon lever inte längre i det blå utan jordnära. Vi får vara med i hennes liv!"

Jonas: "Ja, nu har jag funderat över det du sade sist – att jag borde skaffa mig en rullstol. Och vet du en som blev jätteglad? Det var 12-åriga dottern – hon ville åka till Kolmårdens djurpark, bara hon och jag – och så rullstolen. Jättekul! Hon tyr sig verkligen till mig nu. Det är ju hon och jag som är hemma på eftermiddagarna. Något sådant har jag inte upplevt förr..."
(Ur *Att leva med MS* av A-M Landtblom, Boel Ekbladh)

Om vi börjar granska begreppet lärande litet närmare, så betyder det i praktiken att man rör sig från det kända till det okända. Det betyder att göra det okända känt på ett sådant sätt att nya kunskaper ger ett underlag för förändrad handling.

Ge en man en fisk och du föder honom för en dag. Lär en man att fiska och du föder honom för hela livet.

(Kinesiskt ordspråk)

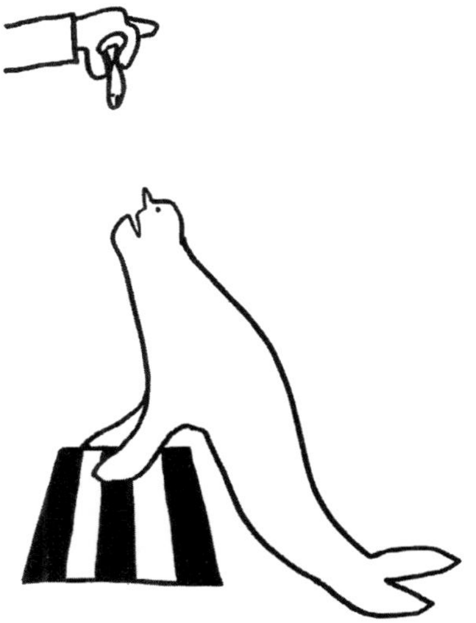

Lärande och förändring är oskiljaktigt förenade. Rådande kunskaper, färdigheter och attityder ställs på prov och måste ersättas med nya.

» Lärande handlar om att förändra mönster.

Många gånger är det en större utmaning att lägga bort gamla mönster än att tillägna sig ny kunskap.

Sjukvården har den medicinska expertisen, men det är inte samma sak som att veta vad som är bäst för den enskilde. För att sjukvårdspersonal ska bli bättre på att förmedla kunskaper till många som har en eller flera kroniska sjukdomar, är det nödvändigt att samarbeta med personer som själva har erfarenhet av sjukdomen. Alltså ge plats för dem som har den *vardagskunskap* och *insikt* som fordras för att bemästra vardagen och ta ansvar för den egna hälsan.

De som har ansvar för att genomföra undervisning måste ha klart för sig att lärandeprocessen först och främst handlar om kommunikation. God pedagogik betyder att kommunicera så att lärandet sker utifrån den enskildes förutsättningar.

Man måste tillvarata och kommunicera i överensstämmelse med fyra grundläggande pedagogiska principer:

- Motivation
- Aktivering
- Konkretisering
- Individualisering

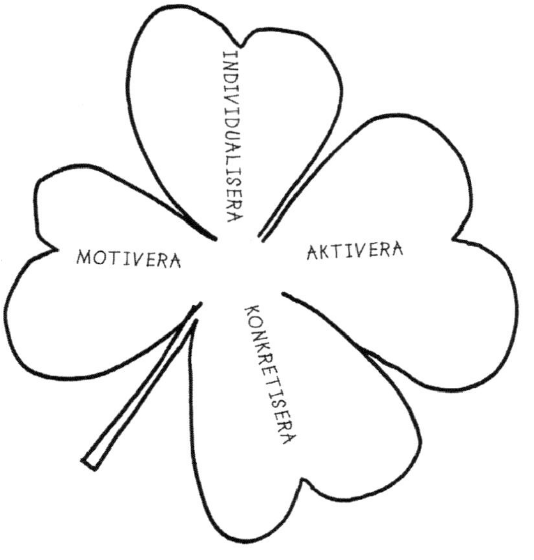

Motivation
Att lära är en fråga om motivation. Det är nödvändigt att bygga på eller lyfta fram de krafter som finns i var och en. Vi är motiverade när vi:

- finner mål och syften som är meningsfulla
- upptäcker att det är nyttigt att försöka
- ser sammanhang mellan insats och mål
- får återkoppling på resultaten av den egna insatsen

Bekräftelsen att det hjälper är en stark motivationsfaktor. Därför ser man ofta att brukare lär bäst av någon som är i samma situation som en själv – man får inspiration till att försöka och tro på att det ska lyckas och sedan känner man att man klarar det. När det är kort avstånd mellan insats och positivt resultat så blir man som mest motiverad. Det utlöser ny insats med en ny drivkraft.

Aktivering
En viktig sida av ett effektivt lärande är att aktivera nya beteenden så snabbt som möjligt. Aktivitet stimulerar kommunikation och förståelse. Att använda egna erfarenheter verkar starkare än att höra på andras. Erfarenhet förutsätter handling. För att stimulera till konkreta handlingar måste vi våga uttrycka klara förväntningar till patienterna och följa upp dem med regelbunden vägledning och återkoppling. Aktivitet rör sig både om fysiska och mentala uppgifter.

Konkretisering
Denna princip pekar på att lärandesituationen och brukarnas verklighet måste gripa in i varandra. Vi måste:

- sätta oss in i personens liv och vardag
- använda ord och uttrycksformer som personen känner igen sig i
- använda exempel från personens verklighet
- låta personen få anledning att sätta in egna erfarenheter och uppfattningar in i ramar och begrepp som vi använder

Vi måste starta i brukarens livssituation. Vad är vederbörande intresserad av? Vilka problem är aktuella? Vad upplevs som speciellt viktigt?

Individualisering
Kommunikation fungerar olika från individ till individ. Den måste anpassas till var och en. Detta lyckas vi med när vi:

- kan frigöra oss från egna tankar och lyssnande hålla uppmärksamheten på den andre
- behärskar en verklig dialog
- tar hänsyn till att människor lär olika snabbt
- klarar att belysa problem från olika vinklar
- varierar pedagogiska metoder och arbetsformer
- uppfattar och tillägnar oss kunskaper och färdigheter på olika sätt

Detta handlar först och främst om att välja språk och metoder som utlöser de "riktiga" bilderna hos dem som vi kommunicerar med.

6.3 Handledning

Handledning är en sammansatt arbetsform. Det är inte bara en enskild metod utan det krävs en hel uppsättning av färdigheter för att lyckas med handledningens kärna:

> Brukarna ska få stöd och hjälp
> för att göra självständiga val.

Handledning är arbetsformen i en *balanserad* och *jämlik* dialog. Samtalets deltagare jämställs och visar en ömsesidig förståelse och tillit i samarbetet. Jämbördighet i praktiken betyder att vi aktivt vågar att lyfta fram och använda patienternas kunskap och erfarenheter i handledningen och visa att vi också kan vara på deras plan känslomässigt. Sorg, glädje, förtvivlan och sårbarhet är inte bara förbehållet brukare.

Om patienterna bara är diagnostiska objekt för en handledande sjukvårdspersonal blir en sådan kommunikation mycket svår.

Som nämnts tidigare (sid 18) definierar vi begreppet handledning så här:

» HANDLEDNING ska bidra till att
individen gör självständiga val
och får kraft att bemästra sin egen livssituation.

Crossley går så långt som att visa att förhållandet mellan läkare och patient är djupt moraliskt, där bägge lär och förändrar sig i processen. I praktiken betyder det att läkaren måste våga se sig själv som ”subjekt” i samarbete med ett annat ”subjekt”, inte bara objektivt granskande, men kommunicerande som individ med en annan individ. Detta ställer stora krav på självinsikt och trygghet hos behandlaren, så att sjukdomen och patientens upplevelse av sjukdomen får tillräckligt med ”utrymme” och uppmärksamhet i behandlingen.

Hur viktig dialogen är ser vi av följande exempel från *Aftenposten* 2000.05.12:

DÅLIG DIALOG KAN DÖDA
Han är själv läkare och dog nästan av en kollegas felbehandling. Medicinprofessor Per Hjortdahl menar att sjukvårdspersonals bristande förmåga att lyssna till patienterna på allvar är en viktig orsak till felbehandling.

Måste tro på patienten
Professorn är glasklar när han hävdar att vid sidan av tekniska orsaker till felbehandling är brist på kommunikation den viktigaste orsaken till felbehandling inom sjukvården idag.

Vi måste tro på patienterna när de säger att något är fel. Jag upplever att vanliga människor accepterar att det begås fel i sjukvården. Men att sjukvårdspersonal inte erkänner att det är så, kan inte accepteras. Som professionella måste vi förstå. Medicinska fel kan inte

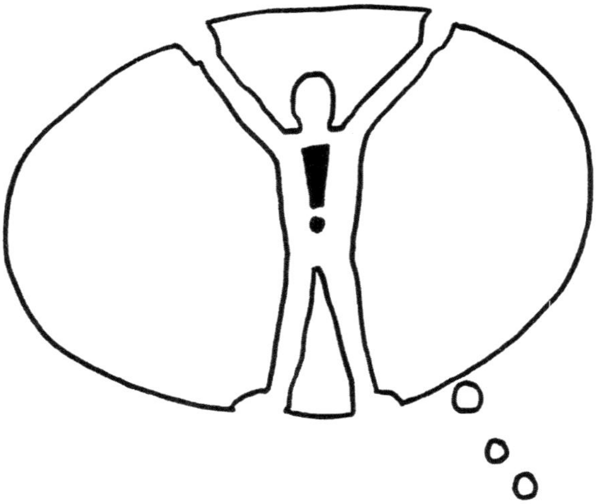

undvikas, det är en integrerad del av medicinen. Men vi kan sänka både antalet och allvarlighetsgraden dramatiskt genom systematiska kvalitetsbefordrande åtgärder, säger Hjortdahl.

– Vi måste göra upp med vår egen kultur och bristande förmåga och vilja att erkänna att vi inte är ofelbara. Detta måste i större utsträckning introduceras i medicinutbildningen. Vi måste rätt och slätt ned från vår piedestal. Men det handlar kanske först och främst om de system och förhållanden som sjukvårdspersonalen jobbar inom. Det är fragmentering, pulvrisering av ansvar och tidsbrist. Det är ett systematiskt ansvar att man inte förstod att jag höll på att dö. Är det överhuvudtaget möjligt att tillvarata kontinuitet för patienterna i ett modernt produktionssjukhus, undrar Hjortdahl.

Han menar att tidspress och fragmentering är en av de största utmaningarna som centrala sjukvårdsmyndigheter och politiker står inför.

Det han är mest upprörd över i efterskott, är de tre dagarna efter operationen när ingen tog honom på allvar.
Vi måste hitta bättre sätt att hantera fel på. Om vi inte ska förlora all trovärdighet, säger han.

I *Tidskrift for den norske laegeforening* nr 24, 2000, har Per Stensland skrivit artikeln "Dialoger om kroppen – inkörsport till samtal med patienter som har fixerat sig vid symptom".

Han pekar på att om man ska förändra samtalsproceduren mellan läkare och patient vid ett läkarbesök så förutsätter det en förändring hos aktörerna och citerar Stein Mehren:

> ... Och det jag söker
> är något som stämmer med mina fynd,
> de få och förskräckande ögonblick,
> då mina ord och en annans ord
> plötsligt faller på plats i varandra.
> Och jag ser mer än jag kan se ensam
> Jag ser!

Stensland betonar mer än något annat det personliga mötet mellan läkare och patient:

> "RELATIONEN" – ETT PERSONLIGT MÖTE
> Läkaren behöver information om sjukdomsförlopp, om patientens liv och tankevärld för att skapa sig ett intryck av sjukhistorien för patienter som fixerat sig vid ett symptom. Denna informationsöverföring sker i språklig och i kroppslig dialog med patienten, genom samtal och undersökning. I detta samarbete gäller utsagan av den norske filosofen Hans Skjervheim: "Man kan i princip inte vara objektiv inför sig själv". Föremålet för läkarens kliniska verksamhet är patienten och hans/hennes situation – och till denna situation hör också läkaren själv. För att få information om patienten behöver läkaren kunskap om det instrument han använder för insamlandet, han behöver kunskap om *sig själv.*
> – Skjervheim säger vidare: "När vi ser den andre som ett objekt, är det inte så lätt att samtidigt ta honom och det han säger på allvar".
> – Det är istället som deltagare, där han deltar i den andres värderingar, som läkaren kan gripa in som en meningsfyllt handlande person – som finns där för att förstå. Det medicinska samtalet som ska hjälpa läkaren att förstå är alltså egentligen ett personligt möte."

Stensland framhäver också att det kanske just är ”den deltagande människan” som patienten efterfrågar – mer än recept och remisser och nya behandlingsförslag: ”Lyssnare blir den som kan ta emot – och som kan visa att han tar emot”.

Tänk efter:
Vad gör en bra lyssnare?

Från lyriksamlingen *Spår i människoland* har vi hämtat följande:

var inte så snabb
var inte så intensiv
inte erbjuda så mycket, så ofta

jag tror du menar väl
men, var litet diskret, lite dämpad
du har så bråttom att jag blir försagd

acceptera mitt nej tack
acceptera ett ”jag kan säga till själv”
acceptera ”jag har inga frågor”

acceptera mitt svar
och säg hellre till mig
hur jag kan nå dig
om jag behöver något eller någon

följ mig till undersökningen
men säg inte ”det går bra”
för det vet du inte, ingen vet
säg hellre ”jag kan vara hos dig”
fråga mig hur jag har det

följ mig gärna
lugnt, det ger trygghet
du behöver inte prata
jag behöver ingen ordström
bara var där, hos mig, med empati

håll gärna min hand
hör de ord som jag inte säger
var lite stillsam
möt mig där jag är
kanske, känner du inte igen mig

Målfrid J Frahm Jensen (Fritt översatt från norskan.)

Att handleda innebär att lyssna, uppmuntra och stärka personer, så att de blir i stånd att se möjligheter och hämta kraft för att möta förväntningar och krav, både från omgivningen och sig själv. Om inte kan de gå in i en process som leder till minskad motivation, frustration och till sist likgiltighet. Det är ett nära samband mellan upplevelsen av egna möjligheter och de förväntningar och krav som man blir mött av.

Tabellen nedan försöker illustrera detta. När möjligheterna upplevs som stora kan de bli bemötta med motsvarande förväntningar och krav. Det ger motivation och positiv energi. Om negativa tankar tar över, dominerar frustration och energiförlust, minskad motivation och likgiltighet kan bli resultatet.

Krav och förväntningar / Upplevda möjligheter	LÅG	HÖG
HÖG	• Minskad motivation • Frustration	• Motivation • Energi
LÅG	• Uppgivenhet • Likgiltighet	• Slapphet • Det får gå som det vill

Upplevda möjligheter

Ett levande exempel på hur en brukare vänt negativ oro till positiv uppskattning är Malin:

> "Malin: – Många med MS oroar sig för att man ska "tycka synd" om oss. Jag tycker att man kan ta bort det där "synd" och i stället säga "tycka om". Att "tycka om" kan man få göra – och många i omgivningen gör verkligen det! Jag har känt en omsorg i smått. Jag märker att någon tittar efter mig för att se om jag kommer upp för en brant trappa. Någon vänder sig om och öppnar dörren för mig. De har en omsorg om mig, som de inte hade när jag var frisk. Och det känns väldigt fint, tycker jag."
>
> (Ur *Att leva med MS* av A-M Landtblom och Boel Ekbladh)

Handledning definieras också som hjälp till självhjälp och kan ta många former och kläs i olika roller när vi ska lösa problem. Principen om hjälp till självhjälp måste stå fast. I modellen skiljer vi klart mellan olika roller. Det är emellertid viktigt att understryka att vi i en handledningsprocess måste hämta kunskap och färdigheter från alla "rollerna".

> "Improvisation är möjlig först efter noggrann förberedelse."
>
> Ingmar Bergman

När det är sjukvårdspersonal som informerar brukare finns det risk för att de klassiska rollerna som man har begränsar utbytet i gruppen och låser brukaren i en passiv roll. Se figuren på nästa sida:

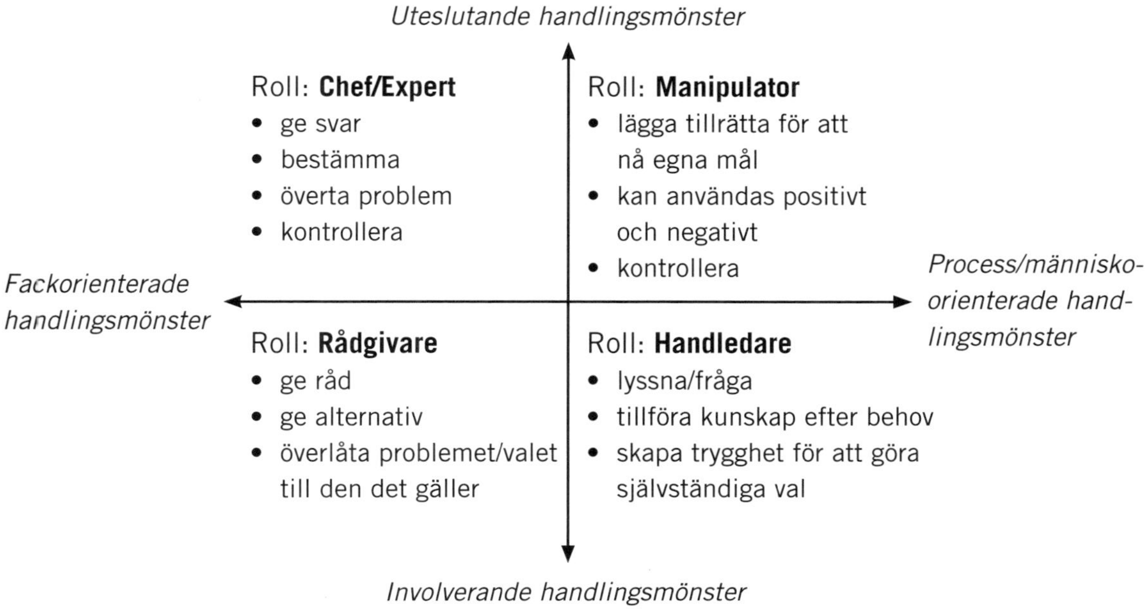
Uteslutande handlingsmönster
Roll: Chef/Expert
• ge svar
• bestämma
• överta problem
• kontrollera
Roll: Manipulator
• lägga tillrätta för att nå egna mål
• kan användas positivt och negativt
• kontrollera
Fackorienterade handlingsmönster
Process/människo-orienterade handlingsmönster
Roll: Rådgivare
• ge råd
• ge alternativ
• överlåta problemet/valet till den det gäller
Roll: Handledare
• lyssna/fråga
• tillföra kunskap efter behov
• skapa trygghet för att göra självständiga val
Involverande handlingsmönster

Chef/expert

Om situationen kräver effektivitet och snabba lösningar är denna roll naturlig. Den som vet bäst övertar problemet.

Rollen är vanlig i förbindelse med komplicerade tekniska problem. Vi ser ofta att ledare tar denna roll, speciellt i kulturer där ledaren är upplärd till att ledare ska veta bäst och mest. Experter, lärare och föräldrar hör som regel hemma i denna roll, det vill säga när de tar den ”klassiska” svararrollen. Erfarenhet visar att de flesta av oss har mest ”träning” och många ”modeller” i denna roll, och att detta har skapat starka mönster för vårt sätt att kommunicera på. Vi är bättre svarare än lyssnare.

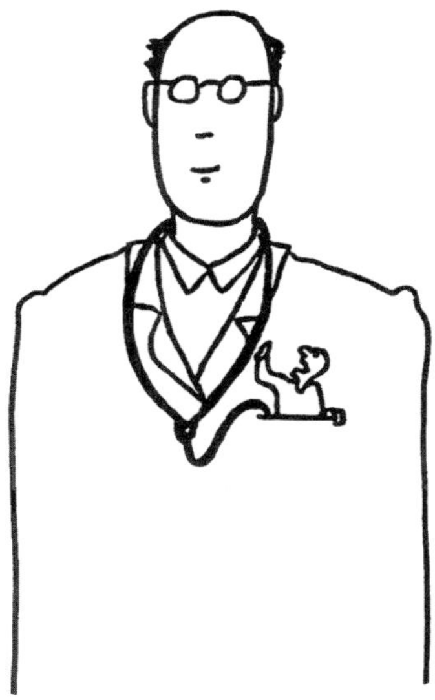

Rådgivare

Om den som ska bidra med problemlösningarna inte har huvudansvaret eller inte vill ta ansvaret, uppstår ofta rollen som rådgivare. Rådgivaren har många lösningar och lägger fram olika alternativ/rekommendationer, men överlåter åt andra att välja. Det blir viktigt att synliggöra konsekvenserna av olika val, att stödja personen och motivera när valet är gjort. Personlig trygghet genom att distansera sig något från människan och känslorna behåller uppmärksamheten på sakfrågorna och därmed rollen som rådgivare. Lärande taget på allvar kan ofta vara en smärtfylld process som innebär att man måste beröra obehagliga förhållanden. Det är lättare att undvika det obehagliga genom att inta en mer sakkunnigt orienterad roll. Ett sådant bemötande kan också vara viktigt för att reda ut sakfrågor. En balanserad användning av denna roll tillsammans med den rena ”handledaren” kan ha en mycket god effekt.

Manipulatorn

Ett klimat präglat av misstro och konkurrens odlar ofta fram denna roll i sin rena form. Samtidigt har de flesta upplevt att man även med de bästa avsikter måste gå varsamt och försiktigt fram för att bryta igenom den här attityden.

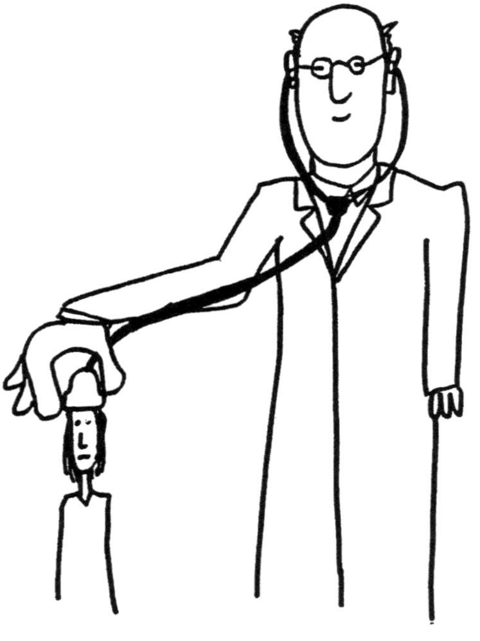

Ibland är det bra pedagogik, ett viktigt steg i riktning mot självständighet, att manipulera med situationen för att skapa särskilda reaktioner. Då använder handledaren rollen som manipulator medvetet, men alltså i ett handledningsperspektiv. Om man väljer att göra detta bör man också förklara det efteråt.

Ett vanligt sätt att manipulera rent pedagogiskt är till exempel att införa nya, oväntade och överraskande element in i samtalet utan att informera. Det skapar som regel osäkerhet och förvirring och kan vara nödvändigt för att komma vidare i en utvecklingsprocess.

Handledare

Vi har redan (sid 111) pekat på flera sidor av denna roll. Grundförutsättningarna är tillit, trygghet och jämlikhet i samtalen. Färdigheterna består i lyssnande, förmågan att tillrättalägga och förstå processer på både individ- och gruppnivå. Handledning av brukare är något långt mer än att ge konkreta råd och instruktioner för lärande och bemästrande. Det är ett samtal om förändring där parterna på ett jämbördigt sätt bidrar med tankar och erfarenheter i dialogen. Handledaren måste kunna förstå och skapa sig en insikt i brukarens situation. När handledaren förmedlar sin förståelse tillbaka, kan de tillsammans genom dialogen gradvis komma fram till konkreta förhållanden som bidrar till förändring och uppmuntrar brukaren att bearbeta sin situation.

Handledning rör sig om att bemästra kommunikationsprocessen för att folk ska ta självständigt ansvar för det egna lärandet och utvecklingen. Handledning måste bygga på individens kunskaper, erfarenheter och känslor och ha som mål att folk ska se framåt och göra val som ger mening.

Kärnan i handledningssamtalet ligger i att involvera och engagera människor i sin egen situation. Vi utesluter inte de andra kommunikationsrollerna. De används när situationen kräver det för att komma vidare i en lärande- och bemästrandeprocess. Vi måste ofta ge konkret information och svar för att påverka hur ett samtal framskrider och utvecklas. Om vi önskar en förändring i en riktning mot större självständighet hos patienter och anhöriga är det också nödvändigt som led i handledningen att granska etablerade rollmönster och prata om dem – inte för att reducera behandlingens betydelse utan för att förstärka egeninsatsen och det egna ansvaret som led i behandlingen.

Som handledare måste vi våga att:

- vara ärliga och tydliga
- vara med på den andres vägval och acceptera det
- möta olika reaktioner
- tåla etiska dilemman och synliggöra detta
- utmana etablerade system och mönster
- röra oss in i brukarnas ”rum”
- vara sårbara – men känna egna gränser
- släppa kontrollen när det är nödvändigt
- ställa krav och sätta gränser

Begreppet curlingföräldrar beskriver föräldrar som gör för mycket för sina barn. Barnen blir viljelösa grå stenar som glider fram på isen medan föräldrarna sopar. Tänk på att inte bli curlingsjukvårdare. Ansvaret och aktiviteten ska ligga hos patienterna. Detta förhållningssätt är absolut grundläggande i kommunikationen. Sjukvårdspersonalen kan behöva vara tydlig och säga direkt till patienten att det är hans kropp och hans ansvar.

Tänk efter:
Vilken kommunikationsroll känner du dig mest bekväm i när du talar med patienter och anhöriga?

KNUFFA MIG INTE!

Knuffa mig inte,
jag måste få gå trappan själv.
Vill du gå fortare med andra pauser
så är det helt OK.
Jag går inte fortare än jag går, jag.

Knuffa mig inte!
Jag måste få stå här en stund,
– vila, kämpa, gråta, skratta.
– Backa och sätta foten på det
förra trappsteget – känna efter
extra om jag är klar att gå vidare.

Knuffa mig inte!
Det gör så ont att snubbla.
Jag gör det i alla fall,
men då är det på mitt sätt –
det är tryggast för mig.

Tro inte att trappan är lättare att gå
för att du vet vad nästa steg heter.
Men det är fint att du vinkar.
Det är tryggt att ha dig här
tillsammans med mig,
för jag letar efter någon att hålla i.

Fint att ha någon bakom ryggen,
någon som kan trappan.
Det är tungt att gå ensam,
fint att ha dig där,
men knuffa mig inte!
Jag kommer i min egen takt jag.
Det är fint att se att andra har
kommit upp.
Jag rör mig långsamt,
men ha tålamod med mig!

Gudrun Lid Saeter (Fritt översatt från norskan.)

En norsk forskningsstudie om hur personer med MS upplever samvaron med omgivningen gav två intressanta resultat, som speglar det komplexa i bemästrandet. I en serie intervjuer gav dessa personer uttryck för att de dels led av att den friska omgivningen alltför mycket fokuserade på deras sjukdom/funktionsnedsättning – det gjorde att de kände sig mer sjuka. Å andra sidan fanns det också ofta situationer där deras funktionsnedsättning negligerades och de kände sig sämre än omgivningen på grund av detta. Självklart är det inte lätt för omgivningen att balansera dessa delvis motsägelsefulla behov. En kommunikation från brukaren blir helt nödvändig. Å andra sidan kan man också tolka in budskapet att personer med MS kan ha stor glädje av att träffa varandra regelbundet – utan närvaro av friska. (Grytten N, Måseide P. *When I am together with them I feel more ill. The stigma of multiple sclerosis experienced in social relationships, Chronic Illness 2006;2:195-208)*

I en så kallad fokusintervju med en grupp unga kvinnor med MS som gått i studiecirkel i flera terminer framkom tydligt att detta var ett vattenhål och en andningspaus där man kunde visa sig i sin "skröplighet" och ge uttryck för frustrationer och besvikelser utan att ta hänsyn till en frisk omgivning. Man ville inte ha med anhöriga vid de här träffarna men önskade däremot att de skulle få tillgång till utbildning och stöd i andra sammanhang. (Landtblom A-M m fl *The Swedish study circle as an instrument in MS patient education*. Patient Preference and Adherence 2008)

6.4 Att lyssna

"Av att lyssna blir man vis."

Italienskt visdomsord

Vi har redan pekat på olika sidor av lyssnande (sid 102). Lyssnande i ordets vidaste bemärkelse har redan lyfts fram som centralt i handledningspedagogiken. Det innebär närvaro i situationen och uppmärksamhet på den eller dem som jag talar med.

Att lyssna är ett instrument i samtalen med brukarna. Den färgas av våra attityder, beteenden och förmåga att vara närvarande för den andre. Att lyssna är också ett tillvägagångssätt som hjälper oss att förstå den andre och bidrar till att den som vi talar med får insikt i sin situation. Lyssnandet är nerven i *empowerment* – handledaren tonar ned sin egen roll och uppmärksamheten flyttas till att brukaren medvetandegörs, lär sig bemästra och ökar sin självförståelse. I figuren på nästa sida har vi tagit fram några viktiga egenskaper i samspelet då människor samtalar:

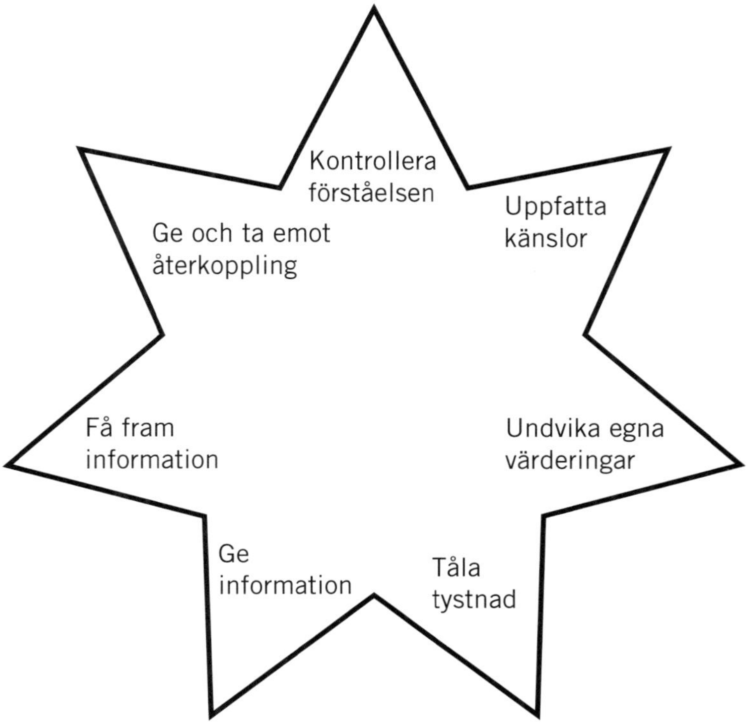

I en krönika i *Aftenposten* i februari 1985 skrev professor Finn-Erik Vinje:

> "Att lyssna är en aktiv process. Lyssnaren måste lägga märke till de hållpunkter i talet som ger honom möjligheter att gissa, och han måste utnyttja språkets överflödsinformation när ett eller annat går honom förbi i talströmmen."

> "Hör gör vi automatiskt. Lyssna kräver en större ansträngning och energisatsning."

(Ur *Om konflikter, hemma och på jobbet* av Lennéer, Axelson & Thylefors)

Lyssnande:

1. Att kontrollera förståelse

Innebär att upprepa det som den andre har sagt för att kontrollera att vi har uppfattat rätt. Det kan göras genom att ställa frågor av typen:

– ”är det så att …”
– ”har jag förstått dig rätt när …”
– ”menar du att …”

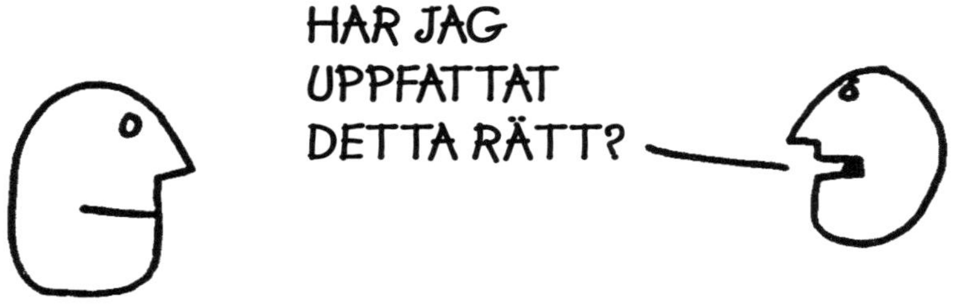

2. Att uppfatta känslor

Betyder att lyssna till hela budskapet – orden och allt det som ligger bakom dem. Inte minst är det viktigt att vara uppmärksam på kroppsspråkets signaler.

Detta handlar om att erkänna att känslor är en viktig informationskälla. För att få fram sådan information måste vi följa upp med frågor.

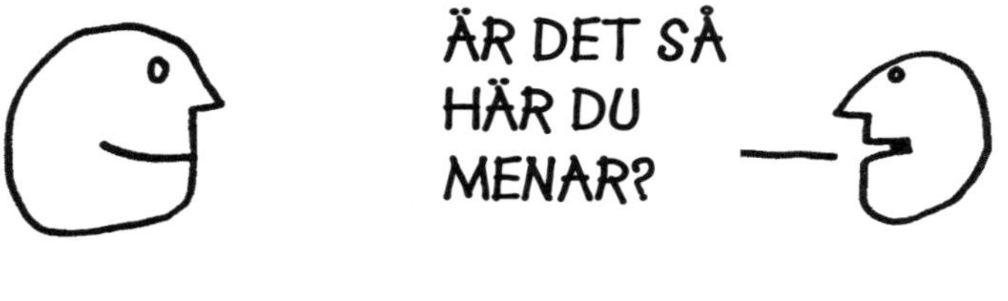

3. Att undvika egna värderingar

är att lyssna med ett öppet sinne till idéer och förslag utan att saluföra egna uppfattningar och värderingar vid första bästa tillfälle. Det kan skära av möjligheten att få ytterligare information av den andre. Följ upp med uppmaningar om att berätta mer.

4. *Att tåla tystnad*
handlar om att tolerera den egna osäkerheten när tystnaden sänker sig. Tystnad är en anledning till reflexion och därigenom en källa till nya tankar och ny information. Den andre måste få rum och trygghet för att tänka sig för.

5. *Att ge information*
För att skapa tillit och trygghet är det ibland nödvändigt att tillföra kunskap i processen. Val kräver också konkret insikt och fakta. Informationen måste knytas konkret till det som den andre har varit intresserad av.

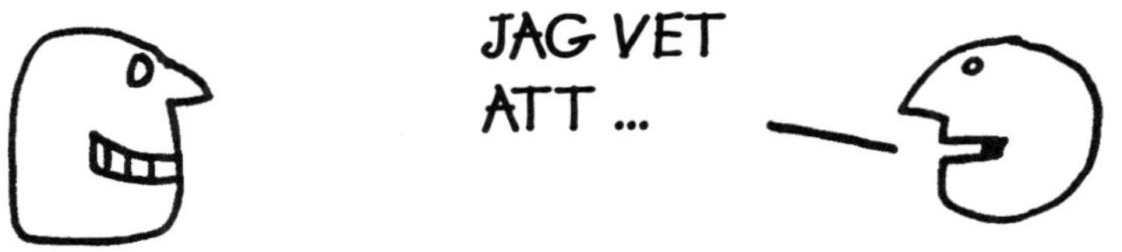

6. *Att ta fram information*
handlar om att utnyttja frågartekniken för att ta tag i den information vi behöver. Använd frågeorden:

- vad
- varför
- hur
- vem
- när
- vilken

Undvik ledande frågor: ”som du ropar i skogen får du svar”! Kom ihåg att frågor från patienten ofta måste följas upp med egna frågor för att få insikt i bakgrunden. Och vad är orsaken till att patienten frågar?

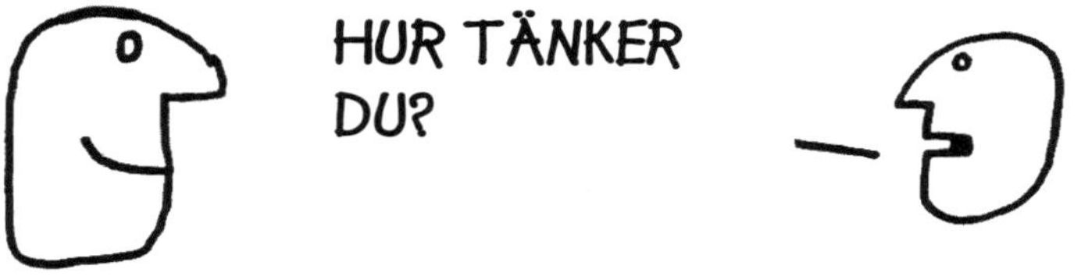

7. Att ge och ta emot återkoppling

är att bygga upp ett förtroendefullt förhållande till den andre. Vi måste lära oss att ge och ta emot återkoppling på ett sådant sätt att den andre kan lära sig av det, och inte känner att de måste inta en försvarsställning. Avsikten med återkoppling är att hjälpa den andre och lära sig av sina egna handlingar, men det förutsätter att återkoppling ges på ett bra sätt. En återkoppling ska handla om handlingar och reaktioner på dem.

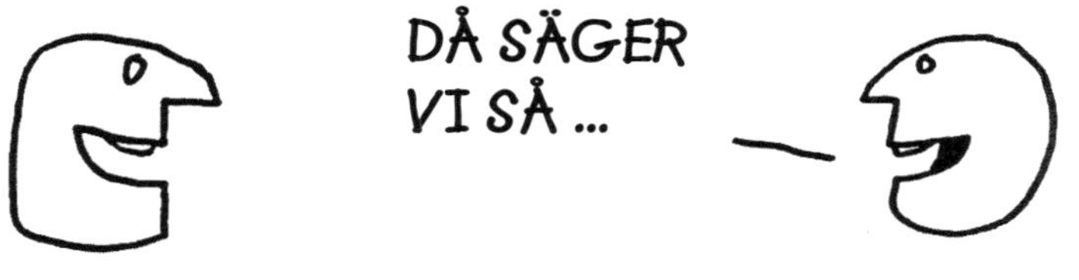

Sättet som återkoppling ges på har nära förbindelse med hur den tas emot. Om vi ska ställa krav på patienterna, är detta en helt nödvändig egenskap. Detsamma gäller när de ska få bekräftelse på att de gör framsteg.

Återkoppling är ett av handledarens viktigaste instrument. Detta sätter handledarens trygghet på prov. Vågar hon/han ge återkoppling som kan vara obehaglig för brukaren utan att utlösa försvarsmekanismer? Och öppnar handledaren upp för kommunikation och återkoppling på sin egen form och sitt beteende? Återkoppling innebär att vi kan lära av sättet vi kommunicerar på.

Vi kan illustrera det så här:

Om återkopplingen ger uttryck för en värdering eller ett påstående resulterar det ofta i att mottagaren försvarar sig. Om den som ger återkoppling försöker förklara varför han säger det han säger, eller ännu värre, förklara varför han tror den andra parten gjorde det eller det, så möter han den andres förklaringar och kanske försvarsreaktioner.

En återkoppling bör vara en beskrivning av avsändarens egen reaktion och upplevelse, det ger en anledning att lyssna eller fråga för att få veta mer.

Återkoppling går åt två håll. Även om återkopplingen är beskrivande så är det lätt att gå i försvarsställning eller att börja förklara sig. Det är viktigt att träna sig i att inte säga något när vi får återkoppling, förutom att ställa de frågor som är nödvändiga för att förstå den. Men det kan vi bara göra när vi lyssnar aktivt. Genom att tvinga oss själva att lyssna, ger vi oss en chans att lära.

Aktivt lyssnande har en annan viktig sida. När vi ställer frågor och följer upp det som brukaren berättar om, blir vederbörande efterhand medveten om betydelsen av att vara frågande när det gäller den egna situationen och det egna tillståndet. Det stimulerar till att reflektera, finna och göra självständiga val.

I samspelet mellan människor är *respekt* ett mycket värdeladdat begrepp. Det används ofta men de flesta måste ändå fråga sig: Hur visar jag en annan människa respekt? För att svara på den frågan kan det handla om:

- Att ha hela sin uppmärksamhet på den andra.
- Lyssna så att jag är helt närvarande i den andres liv och situation.
- Visa äkta intresse genom att fråga när det är naturligt.
- Uppträda på ett respektfullt sätt.

UBUNTU: Sydafrikanskt ord som beskriver förmågan att lyssna med stor koncentration till en människa som talar, ett sätt att visa den allra största respekt. Detta bygger också upp tillit. Den som visar respekt får respekt.

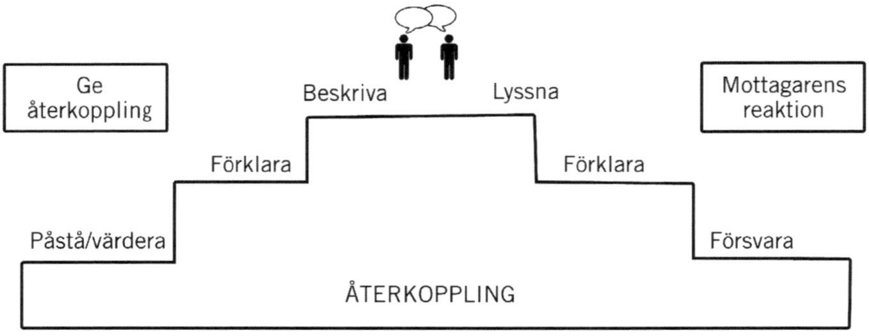

Tänk efter:
Hur visar du respekt?

Osjälviska gärningar. Titta på mig-generationens största myt är att man måste älska sig själv för att kunna älska någon annan. Det är ju faktiskt tvärtom: Du kommer inte att älska dig själv förrän du älskar någon annan, för det är ju just det att du är kapabel att älska någon annan som gör dig till en person som är värd att älska. I södra Afrika formuleras det ännu bättre: Ubuntu. Det kan översättas som medmänsklighet eller ”Du är människa genom andra människor”. Eller för att citera U2: ”Sometimes you can´t make it on your own.” Så varför inte börja i andra änden? Gå inte på spa för att känna dig bättre så att du orkar ställa upp för dina medmänniskor. Ge något till dina medmänniskor och belöna dig själv genom att gå på spa. Kanske har dina osjälviska gärningar lett till att du känner dig glad och inspirerad och givit dina kinder en helt ny glöd som medför att du inte behöver gå på spa. (Miriam Larsen: *Ett slag for meg-meg-meg* ur *Aftenposten,* 2008.11.23)

En klok person uttalade sig en gång: ”När du ska informera eller förmedla något till andra måste du först tänka igenom det och planera – Vad ska mottagaren göra sedan?”

Det innebär:
- att ha ett klart budskap och en röd tråd i det som sägs
- att tydliggöra för mig själv vilka tankar och handlingar jag önskar utlösa hos mottagarna.

I lyssnandeprocessen är det hela tiden nödvändigt att vara öppen för att kunna byta roll, samtidigt som man håller fast vid principen om hjälp till självhjälp.

Rollbytet utlöses som regel av ett behov hos den andre att få mer kunskap för att komma vidare i sin process. Det betyder i praktiken att handledaren måste ha beredskap inom ett brett fält för att kunna erbjuda kompetens när behovet uppstår. I sådana situationer uppträder handledaren som instruktör eller förmedlare. Det är avgörande att handledaren är medveten om vad som sker och vad som krävs vid olika tidpunkter. I praktiken betyder detta att byta roll.

Tänk efter:
- Hur ger du återkoppling?
- Hur upplever du att få återkoppling?

6.5 Att förmedla kunskap – samtal och grupper

"Du rör dig in i den bild du målar i ditt eget sinne.
Välj färger och linjer med omsorg."

Lincoln Duncan

Att förmedla kunskap innebär att befrämja lärande. Resultaten är beroende av förmågan att bemästra elementen nedan i en helhet:

När vi förmedlar kunskap krävs det hög medvetenhet om inre och yttre metodik.

- *Inre metodik* är insikt i och bemästrande av den *kommunikation som pågår mellan avsändare och mottagare.* Också hur vi använder oss själva som hjälpmedel i utbildningen. Detta handlar inte minst om självkännedom hos handledaren – att veta vad som skapar trygghet respektive otrygghet i kommunikationen.
- *Yttre metodik* utgörs av alla de *läromedel* som vi väljer för att skapa goda förutsättningar för lärande.

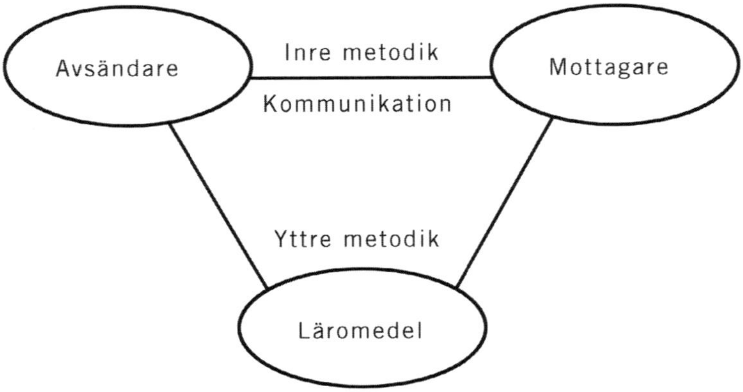

Det metodiska arbetet måste ägnas omsorgsfull uppmärksamhet i utbildningen till patienter. Det gäller:

- ordval
- tempo
- omfång/volym
- tid
- läsbarhet
- pauser
- aktivering

I en svår situation blir de flesta mer sårbara när de inte förstår eller helt saknar egen förmåga till att kommunicera. Denna dikt är hämtad från boken *Kontraster – sökande i ett raserat hjärnlandskap.*

Afasi *

(* språkproblem, oftast efter stroke)

Jag ska få
många
    överraskningar
efter hand som jag
    försöker
att erövra
    tillvaron
        på
            nytt.

Mycket
    som förr
        var självklart
möter mig som främmande.
Jag blir stående där
    gapande
av förundran,
    sedan tafatt,
vet inte riktigt
    hur
jag ska tackla det.

Det som jag förr var överlägsen på
kan jag plötsligt inte längre.
Jag kan inte läsa,
men skriva kan jag.
Efteråt
kämpar jag med att läsa
det som jag skrivit.

Solveig Sindre

(Fritt översatt från norskan.)

Kunskapsförmedling har många sidor. Vi ser det tydligt när vi tar fram olika budskap i en sådan situation:

- det jag vill säga
- det jag vågar säga
- det jag faktiskt säger
- det du faktiskt hör
- det du tror att du hör
- det du tror du har svarat
- det du faktiskt säger
- det jag tror att mottagaren säger

Inre metodik
När det kommer till kritan så är förmedlaren själv det viktigaste hjälpmedlet. Det rör sig om personens trygghet och otrygghet och hur vederbörande själv påverkar situationen. God kommunikation kräver att vi tål otrygga situationer.

För att kommunicera bra med brukare måste vi känna oss själva och veta hur sådana känslor inverkar på oss. Kommunikation är ett mellanmänskligt fenomen. Och sättet vi kommunicerar på säger något om förhållandet och inte minst kvaliteten på det. I samspelet mellan människor är det omöjligt att inte kommunicera olika budskap och signaler. Det hjälper inte att sakinnehållet är bra om känslorna signalerar det motsatta.

Kommunikation är svår att definiera, men handlar om att uppnå något som är gemensamt. Kommunikation är inte något konkret – snarare en otroligt komplex process. Den är som mest komplicerad när förhållandet innebär fysisk och mental närhet, och där känslor spelar in. Det är i de situationerna som roller och kommunikationsmönster kommer fram tydligast. Därför är samarbetet mellan patient, anhörig och sjukvårdspersonal särskilt krävande.

Det är i synnerhet tre områden som det är viktigt att träna på när vi ska prata med/samtala med brukare.

Dessa hänger nära samman, och sättet vi använder dem på är helt avgörande för ett tryggt och bra klimat och ett bra läroresultat.

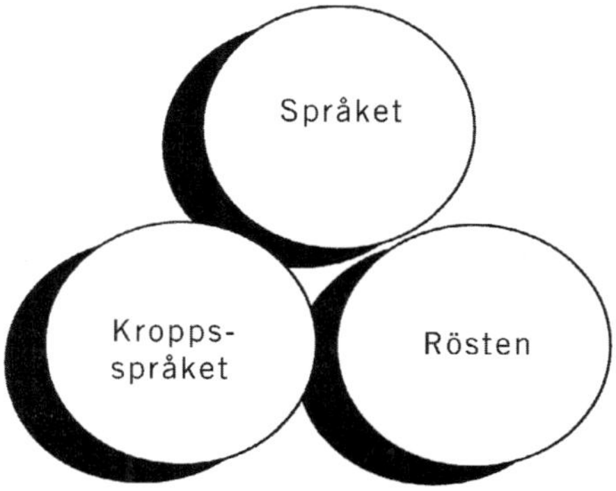

Språket

Vi måste medvetandegöra de ord, begrepp och bilder som vi använder för att nå fram med budskapet. Grundkravet är att kunskapsförmedlingen måste ske på brukarnas premisser. Vi måste utgå från dem som vi vänder oss till. Vad är de intresserade av? Vad grubblar de på? Vad är viktigt för dem? Vårt budskap är ju inte det vi säger, utan bara det som de förstår. Vi måste därför träna vår förmåga att använda:

- enkla ord
- positivt språk
- klar text
- enkla bilder och modeller
- aktiverande språk

Vi har tidigare citerat Grundtvig: ”Ord skapar det som de säger”.

Kort sagt, så är det viktigt att bemöda sig om att använda begripliga ord och begrepp som har en betydelse för dem som vi vänder oss till. Det betyder inte att vi bannlyser främmande ord och fackuttryck. Vi måste bara se till att förklara dem, för obegripligt tal skapar avstånd och därmed otrygghet i förhållandet mellan avsändare och mottagare. Ord är ofta inte entydiga som informationsbärare. Även om de är välkända för bägge parter kan de förstås på olika sätt.

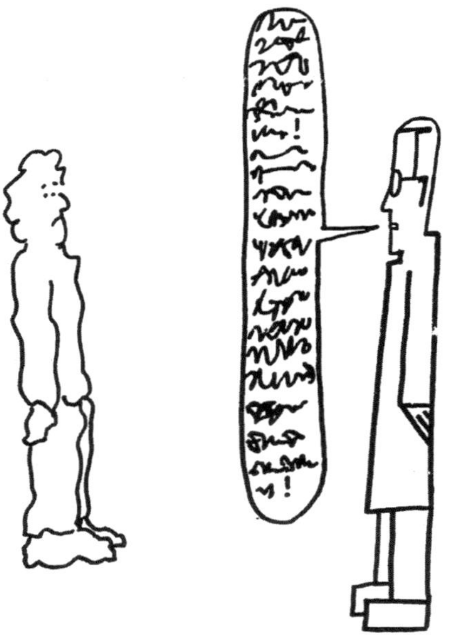

”Expertspråket” fungerar som regel dåligt i kommunikationen med patienterna. De törs inte erkänna att det är svårt att förstå och undviker att fråga.

Begrepp som ”flatus” och fraktur” är enkla exempel på detta.

SPRÅKET

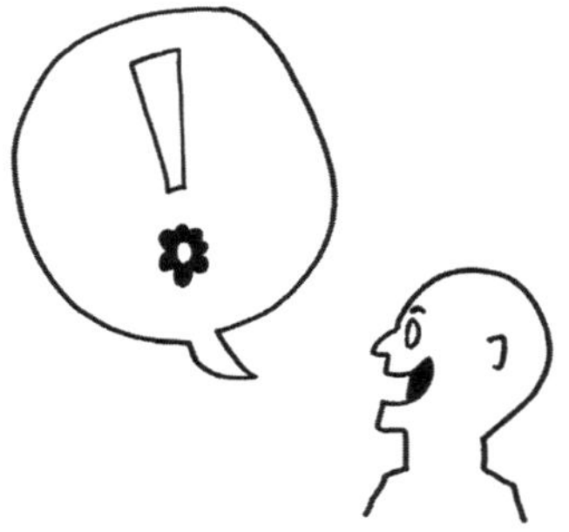

Någon frågar. Någon svarar.
Kanske densamma, en
som är alla, ett ställe inne
i orden

Som att lyfta en sten
från marken. Det myllrar
under den. Så många röster.
Och ett andetag

Stein Mehren (Fritt översatt från norskan.)

>> Experternas språk förstärker obalans i kommunikation

Positivt språk
betyder att välja ord och uttryck som är positivt laddade. I vårt dagliga tal har många av oss lärt oss att säga:

- ”Stängd” i stället för ”Vi öppnar ...”
- ”Jag kan inte komma före ett” i stället för ”Jag kommer klockan ...”
- ”Trampa inte ned gräsmattan” i stället för ”Var rädd om gräsmattan”
- ”Rökning förbjuden” i stället för ”Tack för att du låter bli att röka”
- ”Det är svårt att göra något” i stället för ”Jag ska försöka att ...”
- ”Jag är rädd för” i stället för ”Det ska bli spännande att ...”

Språk är ett mönster. Bli medveten om hur du använder ord med tanke på att ta bort onödiga negativa vändningar och välj ord som har en uppmanande verkan.

Det går bra att handleda patienter i att använda positiva utsagor om sin tillvaro och tillstånd. Vi hör som tidigare nämnts personer med diabetes säga ”Jag har diabetes, men jag är frisk!”.

Tänk efter:
Vilka ord faller lättast
på tungan?
– positiva?
– negativa?

Klartext
Innebär att undvika tungt uppbyggda meningar. Sätt ihop orden på ett sådant sätt att budskapet blir klart och entydigt. Upprepa gärna det du har sagt, och variera orden så att du förmedlar det från olika vinklar. Använd verb i deras aktiva form. Det beskriver konkreta handlingar på ett bättre sätt än många substantiv på rad.

Samtidigt måste språket vara korrekt – inte minst grammatiskt, så att mottagaren kan koncentrera sig på vad vi säger och inte spårar ur – det är till exempel skillnad på ”eftersom” och ”när”.

I stället för att svara ett klart *nej* på en fråga kan en del uttrycka sig krångligt genom att säga: ”Jag förhåller mig absolut negativ till denna ståndpunkt”.

Det är lätt att göra saker svårare, men svårt att göra saker lättare.

Enkla bilder och exempel

Är lätta att minnas. Detta är inte bara till hjälp för brukare, utan också ett stöd vid kunskapsförmedlingen. Ta gärna utgångspunkt i något vanligt och vardagligt, så att folk känner igen sig. ”Bilder” är ofta i sin enkelhet konkreta upplevelser som folk har haft eller som de önskar att förverkliga.

Aktiverande språk

Uttryck förväntningar om konkret handling. Patienterna kommer till sjukvårdspersonal för att träna (inte för att ”få träning”), så att de kan fortsätta träna på egen hand.

Ibland ska språket hjälpa till att skapa ett avtal – ett kontrakt – mellan samtalsparterna. Detta betyder också att man måste ha en klar och gemensam förståelse av vad orden egentligen uttrycker.

Rösten

Rösten ger ljud och ton till våra ord. Är den lugn och tydlig? Är tempot i talet uppdrivet eller nervöst? Är tonen vänlig och varm, eller kylig och avvisande? Verkar rösten trygg eller otrygg?

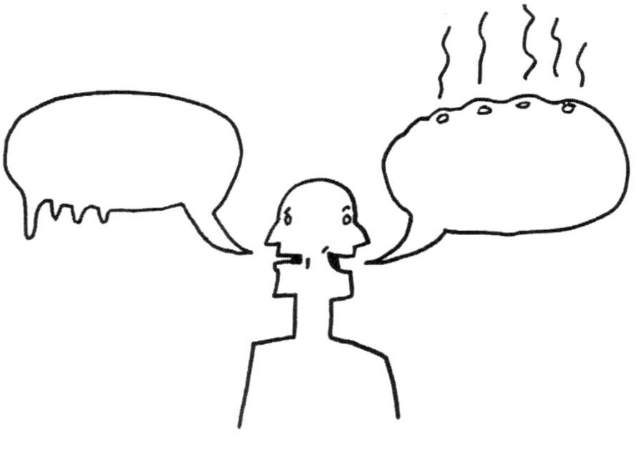

Röstens kvalitet och sättet den används på påverkar auditoriet. Det är speciellt viktigt att vara uppmärksam på följande förhållanden:

- Sinnesstämning och röst
- Spänning och inandning
- Talets tydlighet

Sinnesstämning och röst

Om man är positiv till sin egen roll, mottagarna och sitt budskap så påverkar det rösten. Det kommer att bidra till klang och värme i talet, till skillnad från den monotona, trista och oengagerade röst som vi får om vi är nedstämda eller negativa till uppgiften. Våra känslor påverkar ju också rösten.

Spänning och inandning

Allt tal är luft på väg uppåt och ut. Om vi ska få kraft bakom våra ord, är vi beroende av en bra och korrekt inandning. När vi är spända och nervösa, avtar utandningen och därmed också inandningen. Vi har helt enkelt inte tillräckligt med luft för att bära fram orden och ljudet blir stressat och anspänt. En sådan röst driver upp tempot, verkar orolig och passar inte i ett professionellt sammanhang. Ett högt röstläge ger osäkra signaler och skapar därför knappast trygghet. En lugn och behaglig röst däremot avger lugna ljudvågor och har en avspännande effekt både på en själv och brukarna. Förutsättningen för en sådan röstanvändning ligger i fysisk avspänning och bra andningsteknik.

Talets tydlighet

Ditt tal måste vara klart och tydligt rent tekniskt. Du måste lägga så mycket energi i uttalet och artikulera på ett sådant sätt att ljuden och stavelserna inte stöts ut som grötiga ljud – utan som ord.
Du måste orka säga ”artikulation” och ”budget” fullt ut. Oklarhet om ordens stavelser och bristande pauser mellan stavelserna reducerar den andres möjligheter att förstå dig. Kraven på tydlighet ökar med rummets storlek och antalet deltagare i gruppen.

Talets tydlighet är beroende av käkens rörlighet. Det är bra att träna käkmuskulaturen genom att töja käken och röra den sidledes. Detta förebygger spänningar i käkarna och därigenom muskelspänning som kan förhindra ett tydligt tal. Kom ihåg att tempo och pauser också inverkar på om det blir tydligt eller inte. Pauser har samma uppgift som skiljetecken i skriftspråket – något är färdigt och något nytt börjar. Det är viktigt att kunna lyssna, tolka och förstå.

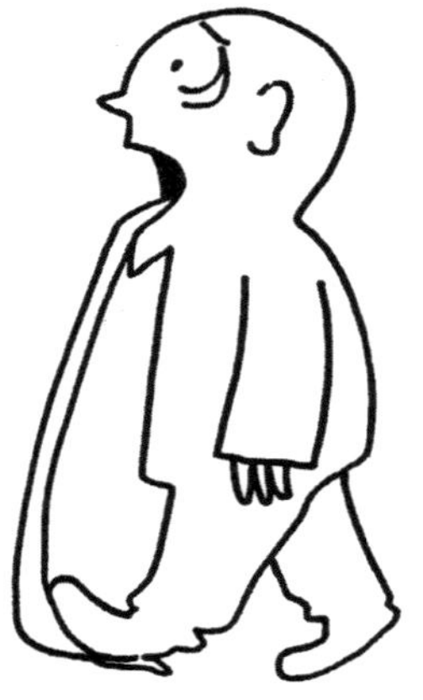

Kroppsspråk

Kroppen färgar det du säger. Den kan förstärka det, eller verka störande på budskapet. Med kroppen ser du, lyssnar du, visar du intresse och uttrycker värme. Den visar i stort sett allt du känner: glädje, sorg, ilska, rädsla, osäkerhet, ömhet, självsäkerhet och hat. När vi upplever samspelet i kommunikationen som tryggt eller otryggt, beror det framför allt på kroppsspråket.

Var särskilt uppmärksam på:

- att undvika dubbelkommunikation
- att visa respekt för andras territorier
- att visa intresse
- att avläsa situationen

Dubbelkommunikation

Känslor och stämningar är ofta svåra att dölja. Försöker du dölja dem, riskerar du att visa det du tänker och känner med din kropp, samtidigt som du säger något annat med dina ord.

Detta kallas dubbelkommunikation. Den skapar inte bara osäkerhet utan undergräver tilliten till förmedlaren av budskapet. Om vi känner oss osäkra, skapar det trygghet att tala om det i stället för att dölja det.

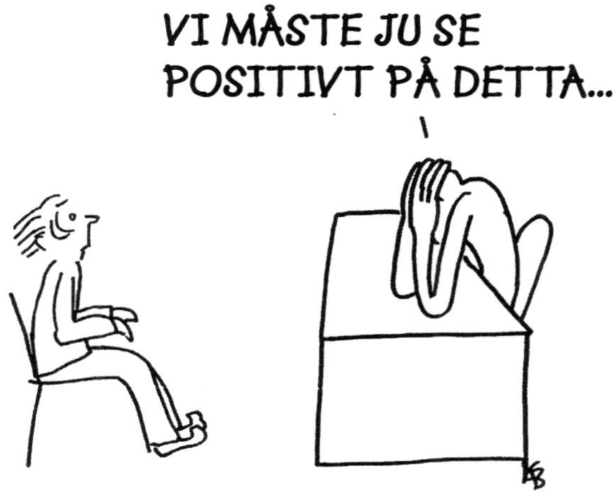

Territorier

Som handledare och/eller behandlare kommer du ofta nära inpå andras kroppar. I en del situationer kan det kännas bra att någon är nära, andra gånger kan det verka obehagligt eller hotfullt. Vi tycker till exempel inte om att främmande människor kommer alltför nära. Vi avpassar avståndet efter situationen. Ställ dig tätt intill en människa i hissen och lägg märke till reaktionen! Om man i sitt sjukvårdsarbete arbetar mycket nära människor så tänk på att det kan skapa spänningar och försvar.

Tänk på att du också reagerar när du måste vara mycket nära en individ.

Tänk efter:
Hur tacklar du osäkerhet och obehag i sådana situationer?

Det vi har talat om här kallas ofta territorier. I djurriket har de olika djurarterna sina personliga områden – revir. Som alla andra djur har också människan sitt revir. Hon omger sig mer eller mindre omedvetet med olika zoner. Vi bär med oss dessa som ”luftbubblor” runt kroppen.
Territoriet är betingat av kultur och bestäms av situationen.

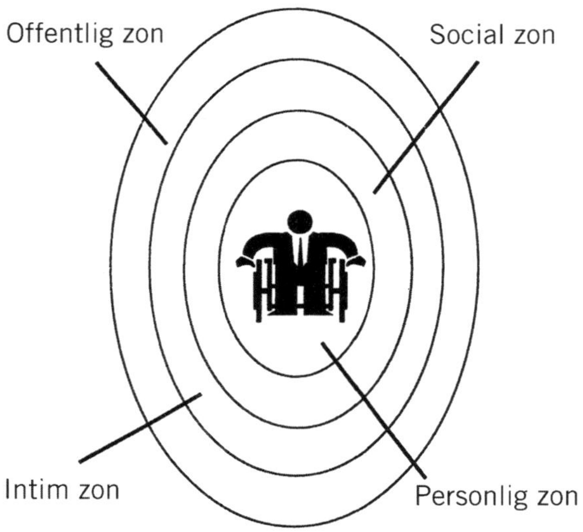

Visa därför respekt för andras territorium. Det ger förutsättningar för en bra och avspänd atmosfär i samarbete med andra. Var också uppmärksam på att du själv kommer att reagera om andra kommer alltför nära dig.

En gyllene regel är att hålla ett professionellt avstånd. Vid en behandling är det ”naturliga avståndet” ofta fysisk beröring, och det är förväntat. Vid samtal förväntar man sig ett större avstånd.

Intresse
Ögonen är det viktigaste redskapet vi har för att visa intresse. Se på folk och signalera att du är intresserad och lyssnar uppmärksamt. När vi ska förmedla ett budskap måste vi vara ”hos” mottagarna med hela kroppen utan att verka påträngande. Jag visar med hela mig att jag är närvarande i situationen.

”Läsa” situationen
När vi pratar med en annan person, går vi in i ett samspel med den andre. Vi följer med, fångar upp reaktioner och kroppsliga signaler och korrigerar beteende och språk efter det vi registrerar. Uttryckt på ett annat sätt: Vi ”läser” situationen och ändrar kommunikationsmönster om nödvändigt. Till exempel genom att låta andra överta mer av initiativet.

Tänk efter:
Vilka mål har du för handledning av brukare?

Yttre metodik

Läromedel är det vi använder av yttre hjälpmedel och är lika antingen vi arbetar med enskilda eller grupper. Medvetet bruk av läromedel kräver systematisk planering och styrning mot avsedda resultat. När vi arbetar med brukare som målgrupp måste vi ha en hög medvetenhet om följande:

- Vad kan den enskilde från tidigare?
- Vad önskar vi uppnå med budskapet/handledningen?
- Vad ska brukarna använda informationen till?
- Hur ska vi kontrollera att informationen har nått fram?

Fritt efter Koranen heter det:

> ”Om vi inte vet vart vi ska, kommer alla vägar att föra dit.”

I praktiken betyder detta att vi måste sätta upp mål för utbildning och handledning – vi måste precisera vad vi önskar uppnå för att kunna planera. Liknelsen med en resa är snubblande nära. När vi vet vart vi ska resa, kan vi utrusta oss ändamålsenligt – för att därefter utföra resan. Innehållet, resans längd, vem som ska vara med och hur vi ska komma dit påverkar också den utrustning vi tar med. Om vi inte tänker igenom budskapet och hur det uttrycks, kan det få oavsedd effekt. Dikten nedanför talar sitt tydliga språk:

> Stoppa inte ärter i näsan
> sa mamma när hon gick.
> Det hade vi inte tänkt på,
> så det gjorde vi.
>
> Marit Tusvik (Fritt översatt från norskan.)

Mål och *resultat* är i dagligt tal det samma *som önskan om förändring.*

Den springande punkten är att vi måste ha en idé om resultatet på förhand – ju mer konkret – desto bättre blir den vidare planeringen och genomförandet. Att sätta upp mål i detta sammanhang påverkar:

- det faktiska innehållet, och redigering av vårt budskap
- de läromedel vi väljer att använda oss av
- utvärdering av resultatet – nådde vi dit vi önskade?

Mål är på samma sätt motiverande för oss – stimulerar intresset för att uppnå ett konkret och mätbart resultat.

När vi blir klara över betydelsen av syfte och mål som styrmedel, kan vi lättare handleda brukare i att sätta upp mål för den egna utvecklingen och grad av bemästrande.

Brukare gör störst framsteg när de skapar mål för daglig bemästring och går vägen steg för steg. Att närma sig målet gradvis är viktigt. I de första samtalen med brukare är det speciellt viktigt att vi dämpar användningen av begreppet mål och ersätter det med vanliga ord:

- vad önskar du klara av, uppnå?
- vad är viktigt för dig?
- vad tycker du om att göra?
- vad är du bra på?
- vad önskar du förbättra?

Klarhet i budskapets innehåll och redigering

När mottagarna är brukare som kämpar betyder det i praktiken att behandlaren/handledaren måste vara än mer uppmärksam på att finjustera den metodiska beredskapen.

Planering innebär:

- avgränsning av ämnet
- välja ut ett innehåll som stämmer med målet
- ordna moment i en logisk ordningsföljd
- använda bidrag från målgruppen

Det här är ju ett vanligt problem för alla som ska undervisa – nämligen arbetet med att förbereda.

Som tidigare framhävts så är det bästa stödet att prata med brukarna som ska vara deltagare i projektet alternativt någon som är i samma situation. Man måste få veta vilken kunskap de behöver och hur den på bästa sätt kan uppnås.

Tänk efter:
När du förbereder dig, reflektera över vad mottagaren ska göra med den information du förmedlar!

När detta är klart är det praktiskt att utarbeta ett manus med stolpar. Stolpmanuset har fått sitt namn från att vi skriver ”stolpar”

– huvudpunkter som vi ska prata utifrån. För varje stolpe skapar vi viktiga underrubriker.

Att skriva stolpar

Kan göras efter följande recept:

1. Sätt gränser för ämnet/temat.
2. Skriv ned alla idéer, moment i ämnet utan tanke på redigering.
3. Redigera stoffet genom att välja ut moment i enlighet med målen och placera dem i en logisk ordningsföljd.
4. Konstruera manus så att det blir en hjälp och inte ett hinder – manus ska *frigöra* i situationen, inte binda dig. Punkterna skrivs som stickord och med tydlig läslig skrift. Det ska påminna oss om vad vi ska säga.

Stolpmanuset – i huvudpunkter och underrubriker– skrivs i stor skrift och med mycket stort mellanrum mellan linjerna så att man kan sätta in nya moment utan att förstöra läsbarheten. Om vi så önskar kan vi använda olika färger för att markera huvudpunkter, ämnen för diskussion, användande av hjälpmedel och så vidare. Ett *stolpmanus* i stor skrift kan dessutom läsas på avstånd. Kom ihåg att det är skillnad på skriftlig och muntlig framställning. *Stolpmanuset* ska fungera utlösande för både talspråket och för kunskapen för handledaren.

I praktiken ger stolpmanuset:

- frihet att utföra ändringar när vi får från gruppen
- frihet jämfört med ett tättskrivet manus – var i gruppen inte i manus
- frihet att röra sig/gå runt under framförandet om vi har många åhörare

Lämplig användning av hjälpmedel och metoder

Med detta menas:

- samtal som pedagogiskt verktyg
- användning av uppgifter
- användning av hjälpmedel

Generellt ska dessa element tjäna till att skapa intresse och göra framställningen så konkret som möjligt.

Vi hänvisar till det som skrivits tidigare om den pedagogiska arbetsformen men understryker att:

Samtalspedagogiken inrymmer allt från den individuella talaren framför auditoriet, till handledning i grupper av olika storlek, där medlemmarna diskuterar sinsemellan.

Gruppens sammansättning och metoden måste väljas efter vad vi önskar uppnå med samtalen. Kom ihåg att två människor i samtal är den minsta gruppen.

I ABF har man introducerat begreppet *reflekterande samtal* för att understryka att den sakkunnige finns på plats för att öppna en ömsesidig diskussion, inte föreläsa för en "okunnig" publik.

På samma sätt som samtalsämnena kan vara vitt skilda, så gäller samma för diskussionsuppgifter. Det kan lika gärna vara löst formulerade öppna frågor som stora omfattande uppgifter, noggrant beskrivna. Målet bestämmer typen, eller huruvida vi ska använda frågor över huvud taget.

FALU-metoden

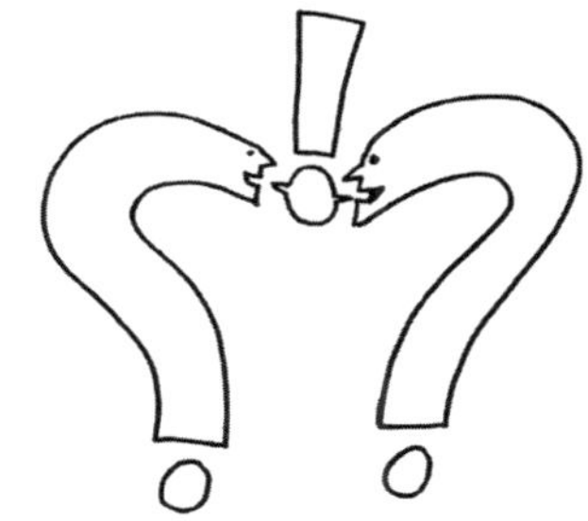

Finna problemen, analysera dem, lösa dem och utvärdera: F, A, L, U. Det är stolparna i FALU-metoden, en variant av den klassiska studiecirkelpedagogiken. Här är syftet mycket uttalat att cirkeln ska utmynna i ett förändringsarbete där man lyfter perspektivet från individnivån och ser de gemensamma utmaningarna. Man lyfter alltså frågorna till gruppnivån, till kommunal nivå, riksnivå, europeisk nivå, till och med global nivå. Cirkelarbetet utmynnar i ett politiskt förändringsarbete som utgår ifrån de från början enskilda problemen. Detta är cirkelns kraft – att den trygga referensgruppen av brukare kan utnyttja det demokratiska systemet till att påverka såväl handikappolitiska mål som opinion och medvetenheten hos allmänheten.

Din nyckel i demokratin

För att kunna utföra ett politiskt förändringsarbete är det viktigt att lära sig de demokratiska rättigheterna, enkel medborgarkunskap om kommunala resurser, uppgifter för diskrimineringsombudsmannen och gällande lagstiftning.

Om vi använder speciella arbetsuppgifter i brukargruppen är det viktigt att förklara avsikten med detta. Om uppgifterna verkar främmande kan de skapa avstånd och otrygghet.

Hjälpmedlen ska stötta vårt budskap.

Vi vet att en människa lyssnar effektivt 7-10 minuter när vi informerar. Olika faktorer verkar störande på vår förmåga att ta till oss ny information:

- vi använder ord och uttryck som mottagaren förbinder med andra förhållanden,
- röstläget är entonigt och lågt,
- informationen innehåller svåra ord,
- tempot är för högt,
- för mycket information på en gång (för många patientgrupper är detta särskilt viktigt).

För att motverka tendensen till dalande uppmärksamhet är det viktigt att vi varierar och bryter enformigheten. I detta avseende har hjälpmedlen en viktig funktion. De ger oss möjlighet att påverka flera sinnen samtidigt – ju fler sinnen som används desto bättre effekt. Hjälpmedlen får inte bli ett medel i sig själv. De är till för att komplettera, stimulera och befästa ett budskap som ges. Detta är speciellt viktigt att tänka på när vi arbetar med grupper som kämpar med sjukdom eller fysiska funktionsnedsättningar.

Många gånger kan det också vara klokt att använda sådana hjälpmedel i samtal med en person för att tydliggöra budskapet.

Vid effektivt bruk av hjälpmedel uppnår vi:

- att *koncentrera* informationen på det vi vill ha fram,
- *aktualisera* innehållet för den eller dem vi vänder oss till,
- *dramatisera* framförandet så att det fängslar uppmärksamheten,
- *variera* framförandet hela tiden,
- *ekonomisera* med den tid vi har till förfogande,

- *aktivera* den enskilde,
- *popularisera* svårt stoff.

Generellt ska vi använda hjälpmedel när vi önskar uppnå det som är poängterat tidigare – men hjälpmedlen måste användas kritiskt, och de måste ingå som en del av målet – det vi önskar uppnå. Nedan är några enkla råd vid användande av de vanligaste hjälpmedlen. Kom ihåg att du också rätt och slätt kan använda ett blädderblock för att klargöra moment och samtalsprocesser.

Tavla

- Ha allt klart innan du börjar.
- Planera skrivarbetet i förväg.
- Tryck upp anteckningarna så att du kan dela ut dem. Alla klarar inte av att lyssna och anteckna samtidigt.
- Prata först, skriv efteråt – det skrivna ordet kommer då att befästa det talade – du undviker att prata till tavlan.
- Skriv klart och tydligt så att alla kan läsa det du skriver.
- Börja till vänster på tavlan.
- Använd nyckelord och/eller korta meningar.
- Variera med enkla teckningar. Det kan illustrera mer än många ord (alla kan rita).
- Ge mottagaren tid att se det som är skrivet, många vill göra anteckningar.
- Sudda så fort tavlan har fyllt sin mission.

Blädderblock

- Använd blädderblock som vanlig tavla under tiden.
- Teckna/skriv i förväg, bläddra efter hand när det passar.
- För att använda direkt under framförandet kan man på förhand skissa figurer eller nyckelord med svaga blyertsstreck – dessa fyller man i med tusch under framförandet.

- Starka fina färger med tusch – aldrig mer än tre färger och aldrig rött.
- Passar sig bra till repetition – du kan bläddra tillbaka.
- Använd blädderblock för att skriva tankar/idéer från gruppen. Använd det som utgångspunkt för handledningen.

Overhead/Powerpoint

- Bilder/text förbereds i förväg – liten mängd text per bild.
- Använd symboler och enkla bilder. Bakgrunden kan gärna vara vit eller ljusgul.
- Tydliga figurer och text.
- Ställ in bilden så att den blir stor och tydlig.
- Kontrollera läsbarheten på avstånd.
- Placera apparaten så att alla ser.
- Används medan du talar – se på åhörarna.
- Peka och se på åhörarna samtidigt.

Tänk på att inte alla människor klarar av att följa en text på overhead samtidigt som du talar. Därför är det viktigt att du bara lyfter fram nyckelord på dina bilder. Trevliga teckningar kan med fördel användas för att understryka budskapet.

» Det är en fördel om deltagarna får åhörarkopior med en förminskad version av overhead/powerpoint-presentationen med gott om plats för anteckningar vid sidan av.

Utvärderingar av resultatet

Vi måste med jämna mellanrum utvärdera om vi nått våra mål. Om vi inte gör detta kommer vi aldrig att få någon bra återkoppling på våra egna prestationer. När målen inte uppfylls har vi en möjlighet att förändra till nästa framförande. Detta kan göras antingen genom att vi sätter upp nya mål eller ändrar betingelserna för att nå de ursprungliga målen.

"Jag vet varför så många människor gillar att hugga ved,
– de ser omedelbara resultat."

Albert Einstein

Tänk efter:
– Hur förbereder du samtal och hur möter du brukarna?
– Hur följer du upp och bearbetar erfarenheter från samtal och möten?

6.6 Hälsopedagogiska metoder

Kunskapsförmedling och handledning är en personlig sak. Det innebär att utveckla ett medvetet förhållande till;

– vad jag säger
– hur jag säger det
– vem jag säger det till

När du förbereder ditt hälsopedagogiska budskap är det viktigt att lägga märke till vad brukaren upplever som bra och stödjande, och anpassa fackkunskaperna efter det. Är du sjukvårdspersonal så är det bästa du kan göra att planera tillsammans med erfarna brukare! Gemensamt kan ni komma fram till bra infallsvinklar:

Anpassad fackkunskap

– popularisera budskapet
– använda bilder/exempel
– ge positiva förväntningar
– be om konkret återkoppling
– använda erfarenheter aktivt
– systematisera patienterfarenheter

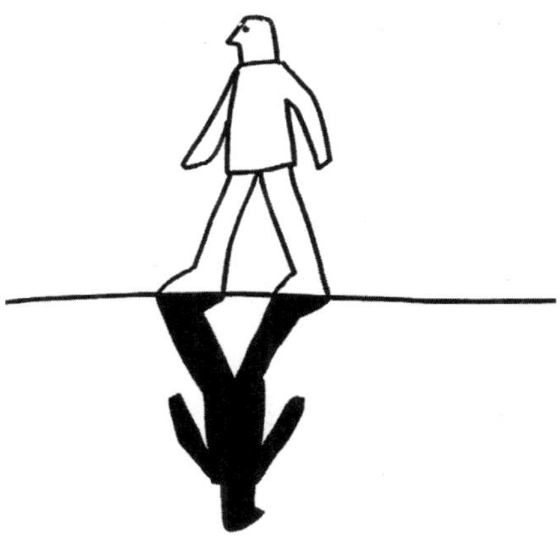

Situationsorienterad kunskap
Vad är viktigt i vardagen för patienterna?

Erfarenheter
- tankar
- känslor
- upplevelser

Förebyggande förhållanden
- kost/motion
- livsstil
- psyke
- läkemedelsanvändning

Att bemästra situationen
- känslor
- fysisk ansträngning
- bilkörning
- ”uteliv”
- samliv

Roller
- egen roll
- behandlare
- patientrollen – sjukdom och tillstånd
- omgivningen/rollförväntingar
- gränssättande
- förväntningar om att bli frisk

7. Grupper som arbetsform

Grupper är en arena där brukare och fackpersoner kan lära, skapa och utvecklas tillsammans. När brukarerfarenhet och sakkunskap möts utvecklas en ny kompetens som ökar möjligheten för nyorientering och bemästrande för brukarna och större skicklighet hos fackpersonerna. Det förutsätter att vi handleder i grupper.

7.1 Modell för samarbete om lärande i grupper

"Lätt är uppgiften när det är många om den."

Homeros

Laerings- og mestringssenteret har i stor utsträckning understött grupper i aktiviteter för lärande vid kronisk och långvarig sjukdom. Detta har klara fördelar:

- Sjukvårdspersonal kan nå fram till flera och utnyttja tiden genom att handleda flera samtidigt. (Läkaren kan med samma tidsåtgång samtala i 1,5 timme med 15 deltagare i stället för att bara kunna avsätta tio minuter till var och en av dem.)
- Deltagarna har nytta av att höra de andra brukarnas frågor till sjukvårdspersonalen.
- Deltagarna har nytta av att få lyssna till andras erfarenheter.
- Handledningen blir konkret och praktisk – flera exempel att utgå ifrån.
- Deltagarna inspirerar varandra till att sätta nya mål och komma vidare.

För att planera och genomföra bra projekt- och informationsinsatser vid kronisk sjukdom räcker det alltså inte med fackkunskap. Personer som har fått en kronisk sjukdom har behov av att lära mer än teori för att bemästra vardagen.

» När utbildning ska planeras,
genomföras och utvärderas är det viktigt
att det sker genom *samarbete* mellan
personer med fackkunskaper
(olika aktuella yrkesgrupper) och
brukare med vardagskompetens
(som vet hur det är att ha sjukdomen i praktiken
och vad de har behov av att lära).

Erfarna brukare vet mycket om vad man behöver känna till. Det finns goda möjligheter att lägga upp riktade utbildningsinsatser med deras hjälp.

Undersökningar har visat att sjukvårdspersonalens värderingar av vad som är relevant information till patient och anhöriga inte alls överensstämmer med patienternas uppfattning om samma sak.

Det är väsentligt att erfarna brukare och sjukvårdspersonal samarbetar ända från starten när projekt- och informationsinsatser ska planeras och att de samarbetar jämbördigt i ett team. Detta gäller även vid enklare samarbetsprojekt som till exempel inbjudningar till möten och så vidare.

Tänk efter:
Har du/ni planerat utbildningsmöjligheter i samarbete med erfarna brukare?

Det är därför viktigt att samarbeta med patientföreningar för att finna de resurspersoner som kan ingå i ett sådant samarbete. Det kan gärna vara en lokalförening eller dylikt.

Vi repeterar kriterierna för val av brukare (sid 35) som man har kommit fram till vid *Nasjonalt Kompetensesenter for læring og mestring ved kronisk sykdom, Akers sjukhus*:

a. brukarna ska ha sjukdomen själva (eventuellt vara nära anhöriga)
b. brukarna ska inte tycka att det alltid har varit lätt, men tacklar situationen nu
c. brukarna ska känna till andra som har sjukdomen, så att de inte tror att alla har det precis som de själva

Brukarna vet mycket om:

- Vad behöver man lära?
- Vilken tidpunkt är bäst?
- Hur bör kursen läggas upp för att ge effektivt lärande?
- Hur ska vi utvärdera resultaten?

Erfarenheten visar att det är värdefullt att brukarna också är med i själva genomförandet av kursen, och bidrar med sina erfarenheter! Man lär ofta bäst i ett socialt sammanhang (till exempel lärlingsutbildning). Man ser vad andra gör i samma situation. Och om de andra bemästrar situationen så lär man av dem. Det är med andra ord viktigt att ha med brukare som personer i gruppen kan identifiera sig med. I Sverige ser vi exempel på att brukare inom handikapprörelsen leder och genomför studiecirklar ofta i samarbete med folkbildningsförbund som till exempel ABF.

Många gånger kan det vara lämpligt att *brukarerfarenheter kommer före faktainslag* i en kurs, seminarium eller liknande. Det är flera fördelar med detta:

- För det första kommer de som håller brukarinläggen att signalera att det går bra att prata öppet om sådant.

– För det andra kommer de som säger något först att sätta ribban för vilken språknivå man kan använda. Om sjukvårdspersonal pratar först kommer det säkert att användas olika fackuttryck. De flesta deltagare kommer att anstränga sig att använda liknande uttryck antingen de förstår dem eller ej. När brukare öppnar med sina vardagserfarenheter använder de ofta ett vardagsspråk som alla kan förstå och det har visat sig att sjukvårdspersonal som har inlägg senare ofta lägger sig på samma språknivå.

En samtalsledare – vårdare eller brukare – behövs för att vara till hjälp med att begränsa temat, att se till att det inte uppstår gnällgrupper eller ostrukturerade ”kafferep”.

Erfarenheter visar att *inslagen med medicinsk sakinformation gärna kan vara mycket korta,* närmast bara som inledning till diskussion och frågor. Deltagarna har stort utbyte av att det ges rikligt med tid till att dela erfarenheter med varandra runt varje fackinlägg.

När man öppnar för sådana erfarenheter kan det vara lämpligt att *sätta fokus på ”smarta knep”* när det gäller att bemästra vardagen inom det tema som diskuteras. Man får då fram vad deltagare har gjort som andra kan lära av, i stället för att alla lägger fram hela sin sjukdomshistoria.

Det är bra att öva!

Bara genom att öva kan vi bli bra. En gång fick Ingemar Stenmark frågan av en radioreporter om det inte var väldigt mycket tur i slalom. Han svarade att ju mer man tränar, desto mer tur har man.

7.2 Vad kan främja grupprocessen?

När vi deltar i en grupp är vi en del av en process både genom själva temat, gruppen och varje enskild individ. Det kan beskrivas så här:

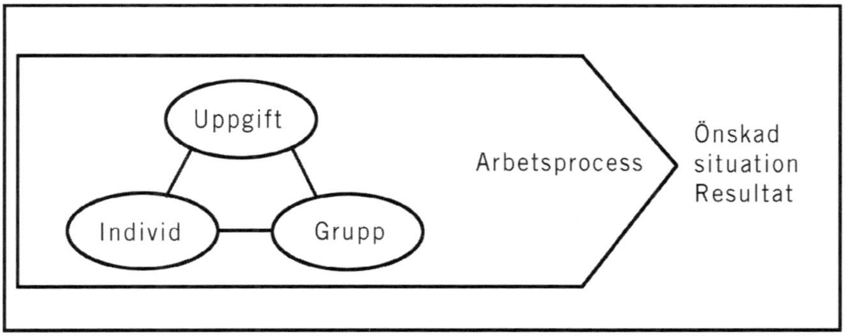

I grupphandledning måste vi vara uppmärksamma på alla förhållanden som påverkar processen, så att det uppstår ett lärande och att vi utnyttjar att fler tänker tillsammans.

Det är speciellt viktigt att se på både sakinnehållet och processen i grupphandledningen. De måste balanseras i förhållande till varandra.

- Om vi blir alltför upptagna av att den enskilde ska trivas i gruppen kan det ta orimligt lång tid.
- I det motsatta fallet med strikt uppmärksamhet på sakfrågor kan enskilda personers reaktioner och frågor bli betraktade som olämpliga avbrott.

Ett bra grupparbete förutsätter spelregler som tillvaratar både innehåll och process, antingen genom att gruppdeltagarna själva har skapat spelregler eller att handledaren använder sig av arbetsprocessen genom att ställa frågor och medvetet styra mot resultat. Resultat på så sätt att arbetet blir värdefullt för deltagarna.

Att handleda grupper med brukare – rena eller blandade, kräver insikt i och kunskap om brukarnas situation:

- Hur stark är den känslomässiga sidan av arbetet och hur kan det inverka på processen?
- Är känslorna i sig själv det viktigaste innehållet i frågeställningen?
- Är det nödvändigt att komma fram till ett konkret resultat?
- Är processen det väsentliga?
- Vilken kunskap utvecklas i processen?
- Hur ska man säkerställa att viktiga erfarenheter förs vidare?

Erfarenheter och studier visar att grupper utvecklar sig och lever i förhållande till den enskildes behov av:

Tillhörighet
- identifikation och förpliktelser i gruppen. När detta sker börjar deltagarna att investera krafter i gruppen.

Kontroll
- ansvar och uppgiftsfördelning mellan deltagarna. Deltagare blir sysselsatta av att skapa resultat.

Sammanhållning
- vänskap, förtrolighet och närhet mellan deltagare. Deltagarnas förväntningar att utveckla gruppen vidare till ett positivt ställe att vara på.

Beroende på den aktuella situationen kommer gruppens inre liv att präglas av alla dessa tre områden, men med skiftande uppmärksamhet och tyngdpunkt från gruppens medlemmar. Grupprocesser betecknas därför gärna som cykliska till sin karaktär – ofta rör de sig runt, runt eller fram och tillbaka i ett behovsmönster.

Rent konkret gäller det emellertid att behärska sådana handlingar som främjar goda arbetsprocesser och förebygga dem som hämmar och stör processerna och därmed möjligheterna att uppnå resultat.

Det är viktigt att vara klar över att grupper behöver vissa ordningsregler.

I början gör man ofta skrivna regler för gruppens arbete men efterhand uppstår en så bra ordning att "grupparbetet" går bra utan skrivna regler. Eftersom deltagarna i en grupp har olika behov är det helt nödvändigt att skapa en miljö för lärande och personlig utveckling som säkerställer att alla känner att det är nyttigt att delta i gruppen. Om en grupp ska upprätthålla och vidareutveckla en stimulerande lärandemiljö behöver den rutiner där deltagarna regelbundet tar upp önskningar, förväntningar, vanor och beteenden och på det sättet förebygger beteenden som kan störa processen och problemlösningen i gruppen. Gruppledarna måste vara särskilt uppmärksamma på förhållanden som främjar och hämmar gruppen i dess arbete.

Grupper är ett bra hjälpmedel när det fungerar som planerat. I *Aftenposten* 2003.02.20 läser vi ”Störst smärtlindring i den *gode-tanke*-gruppen”. Artikeln bygger på forskning av överläkare Egil A. Fors, St Olavs hospital i Trondheim.

Här nedan har vi pekat på en rad handlingar som gör att grupper arbetar bra och konstruktivt. Det är handledarens uppgift att hjälpa och stödja gruppen så att den kan arbeta effektivt.

Om gruppen får problem måste handledaren uppträda stödjande:

KUNSKAPSFRÄMJANDE HANDLINGAR:

1. Hjälpa gruppen att komma igång – komma med förslag till uppgifter, mål och arbetsform.
2. Söka information och fakta. Pröva att få reda på vad deltagarna tänker och känner. Inhämta förslag och idéer.
3. Informera om fakta, uttrycka tankar och känslor och komma med förslag.
4. Bidra med att skapa förståelse. Tolka idéer och förslag och utveckla dem vidare.
5. Sammanfatta och systematisera. Ge nya infallsvinklar till gruppen.
6. Sätta mål och sörja för utvärdering av gruppens arbete.
7. Se till att idéer och förslag blir prövade i praktiken.
8. Arbeta för lösningar och testa dessa tillsammans.
9. Hjälpa gruppen att hålla riktningen på målet.
10. Bidra till att den enskilde har något att arbeta vidare med.

Tänk efter:
Vilka erfarenheter har du fått av grupparbetet?
Vad har du registrerat när arbetet har gått bra?
Vad har du lagt märke till i motsatta fallet?

» PROCESSFRÄMJANDE HANDLINGAR

1. Försök att hålla kommunikationskanalerna öppna och gör det möjligt för den enskilde att bidra.
2. Bidra till att förändra och erkänna misstag och fel under resans gång.
3. Överbrygga motsättningar och försök förena.
4. Arbeta för ett gruppklimat där positiva och negativa känslor blir accepterade.
5. Var uppmärksam och uppmuntra alla att delta.
6. Lyssna aktivt och försök förstå vad andra säger.
7. Ge öppen och ärlig återkoppling.
8. Dela upplevelser och intryck med de andra i gruppen.
9. Använd erfarenheter som underlag för att lära.
10. Synliggör resultat av den enskildes insats mellan gruppens möten.

När grupper fungerar planenligt kommer de rent metodiskt att vara särskilt bra lämpade för att sprida erfarenhet mellan personer med samma sjukdom. De känner sig jämbördiga och kommer snabbt att kunna få goda råd av varandra. Dessutom har gruppklimatet som regel en trygghetsskapande effekt, så att den enskilde lättare öppnar upp för att berätta om sina erfarenheter. Här bör handledaren vara vaken och ställa frågor. Annars kan ”berättelserna” ta över och konkreta tips till de andra ”försvinna”. En brukare sa efter en samling i en patientgrupp: ”Den första positiva upplevelsen efter sjukdomen var att möta någon som kände det på samma sätt som jag – bli inkluderad i en gemenskap”.

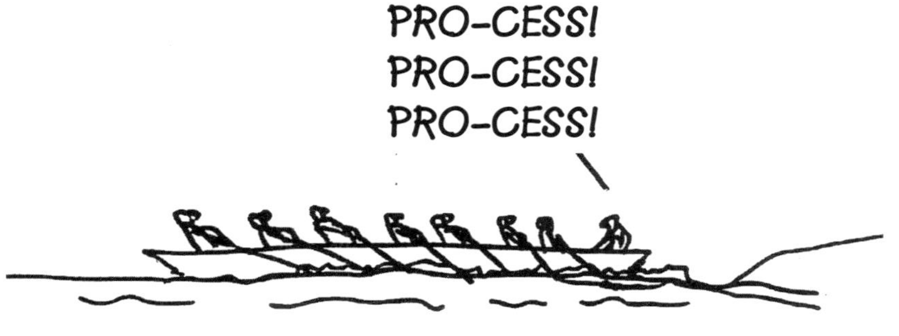

7.3 Förhållanden som kan hämma grupprocessen

Grupper måste arbeta aktivt med att förebygga handlingar som skapar negativ stämning i arbetet. Det är nödvändigt att den enskilde deltagaren är uppmärksam på sådana handlingar och tänker igenom sitt handlingsmönster. Vi har dragit fram förhållanden som starkast hämmar grupprocessen:

Blockeringar

Deltagare

- är negativ och motarbetar
- opponerar sig utan orsak
- försöker att gå tillbaka till frågor som är behandlade
- är oengagerad i gruppens aktiviteter

Angrepp

Deltagare

- försöker att minska andras status
- uttrycker missnöje med andras värderingar, handlingar och känslor
- angriper gruppen, ledaren eller problemet gruppen arbetar med
- är aggressiv och missunnsam mot andra

Undvikande

Deltagare

- får utlopp för negativa känslor genom att skämta bort det
- undviker obehagliga situationer genom att hålla dem på en teoretisk nivå

Självupptagenhet

Deltagare

- vill vara i centrum; skryter och pratar om sig själv
- uppför sig konstigt och visar inget engagemang

Tillbakadragenhet

Deltagare

- drar sig undan
- är tysta

- är överdrivet formella
- dagdrömmer under viktiga delar av gruppens arbete

Manipulation

Deltagare

- hindrar grupprocessen genom att använda gruppens tid till egna dolda personliga mål
- döljer sina egna problem genom att påstå att man har speciella kunskaper, färdigheter eller behov

Dominans

Deltagare

- använder sin personliga makt för att styra gruppen
- framhäver sig själv aggressivt och auktoritärt
- avbryter andra som talar och kräver uppmärksamhet

Konkurrens

Deltagare

- konkurrerar om ledarskapet och försöker ta över ledarskapet och makten
- ställer frågor på ett icke konstruktivt sätt med hänsyn till gruppens mål och inriktning
- försöker styra gruppen åt andra håll eller hindra gruppens riktning mot uppsatta mål

När sådana förhållanden stör grupprocessen krävs en handledare som kan gå in aktivt för att styra och hjälpa gruppen ut ur dilemmat genom att synliggöra de ogynnsamma kommunikationsmönstren.

Tänk efter:
Hur kan du använda de olika stegen i aktivt lyssnande i sådana grupprocesser? (se sid 122)

7.4 Arbetsformer i grupp

I möten och arbetsgrupper är det också nödvändigt att använda arbetsformer som gör att vi får största möjliga glädje av de resurser och den idérikedom som grupper av människor har.

Kreativa arbetsformer är en gemensam beteckning för sådana metoder. De ska stimulera till ökad skapande aktivitet och därmed också ökad effekt på idéproduktion och resultat i grupperna. Det finns väldigt många kreativa tekniker som kan tjäna olika ändamål. Vi ska inte gå in särskilt på dessa utan understryka vad som karakteriserar en kreativ arbetsform i allmänhet och peka på några enkla tillvägagångssätt. Kreativa tekniker innehåller oftast inget nytt eller överraskande. De flesta av dem bygger på sunt förnuft, ett sunt förnuft som lyfter fram disciplin i metoden.

>> Disciplin i tillvägagångssättet
innebär att vi måste skilja stenhårt
mellan att skapa en idé
och värdera den.

I idéfasen är det först och främst viktigt att skapa så många tankar som möjligt, idéer och möjligheter. Det ska inte ske någon värdering av om idéerna är bra, användbara eller riktiga! Eller som det är sagt: ”Det behövs inte goda idéer, bara idéer”. Förväntningar om att producera goda idéer ger prestationsångest.

Om vi hoppar på värderingsfaserna för snabbt riskerar vi att snabbt dämpa skaparlusten.

> ”Det ska mod till för att vara kreativ.
> I det ögonblicket du får en ny idé,
> är du alldeles ensam!”
>
> E Paul Torrance

Först i värderingsfasen, när vi har fått det största underlaget, kan vi strukturera idéerna och diskutera deras olika användbarhet. I detta arbete är det av avgörande betydelse att mötesdeltagarna använder ett ”uppsamlande” hjälpmedel, till exempel ett blädderblock eller en tavla.

Detta medför att de kan ”se tillsammans” och hålla uppmärksamheten på samma moment och begrepp, missförstånd undviks och alla kan hålla sig till samma diskussion. Värderingarna skapar utgångspunkt för konklusioner eller beslut om vad deltagarna ska företa sig i fortsättningen.
Var uppmärksam på några vanliga *fel* i sådana processer:

- **”Tänka i samma spår”**: Detta är vår benägenhet att anta att sättet som saker alltid gjorts på är det enda sätt som de kan göras på, och därmed begränsar vi vårt tänkesätt till upptrampade stigar.
- **”Rädsla att göra bort sig”**: Vem minns inte hur vi lät bli att ställa frågor i skolan för att ingen annan gjorde det. Vi antog att de visste svaret. Senare förstod vi att alla lät bli att ställa frågor av samma anledning: rädslan för att man skulle skratta åt oss. Vi begränsar oss till det kända och trygga.
- **”Benägenheten att värdera omedelbart”**: Hur ofta har inte en idé blivit förkastad för att den vid första ögonkastet verkat ogenomförbar, omöjlig eller rätt och slätt helt tokig? Om vi säger att något är omöjligt blir det omöjligt för att vi inte vidgar uppmärksamheten.
- **”Det finns bara ett riktigt svar”:** Benägenheten att tro att det alltid bara finns ett riktigt svar på ett problem tvingar ofta folk till att leta efter det enda logiska svaret. Detta är bra när en sådan lösning existerar, men det är en barriär när möjligheterna är många.

> ”Mannen med en god idé är en enstöring fram tills idén slår igenom.”
>
> Mark Twain

7.5 Tillvägagångssätt

Som tips i disciplinära tillvägagångssätt och för att säkra att kreativiteten får plats, har vi nedan beskrivit tre sätt som liknar varandra men som var och en på sitt sätt bidrar till bra grupprocesser:

- Problemlösning – en stegvis process
- Lista-sortera-metoden
- Brain storm

Problemlösning – en stegvis process

Vi hämmar kreativiteten om vi är för snabba att leta efter lösningar och svar. Vi kan därför med fördel utnyttja stegen i vanlig problemlösning:

1. Registrera problemet
2. Samla fakta runt problemställningen
3. Formulera problemet – omdefiniera efter faktainsikt
4. Analysera orsaker och data – vad skapar problemet?
5. Finna lösning – aktivitet
6. Registrera resultat – mätmetoder
7. Utvärdera lösningen – uppföljning

Detta är en lite mer detaljerad beskrivning av den klassiska studiecirkelmetoden (FALU-metoden):

- **F**inna problemet
- **A**nalysera problemet
- **L**ösa problemet
- **U**tvärdera resultatet

De konkreta arbetsmetoderna som följer är en praktisk hjälp i denna arbetsprocess.

Sorteringslista

För att säkra att alla resurser och idéer ska komma till sin rätt i arbetsmöten och gruppdiskussioner rekommenderar vi en stegvis arbetsform där blädderblock med fördel kan användas.

1. Lista tankar och idéer/förslag men undvik diskussioner om genomförbarhet i första omgången.
2. Sortera det som kommit fram i genomgången av listan och prioritera momenten om det är nödvändigt.
3. Diskutera det som återstår efter sorteringen. Nu börjar diskussionen om hur man genomför idén i verkligheten.
4. Gör en konklusion av det som kommit fram i diskussionerna.

Kärnan i en sådan stegvis arbetsform är att omfatta hela idématerialet, erfarenheterna och kunskaperna innan de verkliga diskussionerna börjar och ytterligare utveckling kan ske.

Brainstorm

Regler för brainstorm

- Inga idéer ska kritiseras.
- Låt tankarna löpa fritt.
- Utveckla så många idéer som möjligt.
- Varje idé måste skrivas ned.
- Fundera på idéerna innan de värderas.

Steg i brainstorming

- Repetera och skriv upp reglerna för mötet.
- Skriv ned och precisera ämnet för brainstorm.
- Starta idéflödet och skriv idéerna på ett blädderblocksark.
- Häng upp arken med idéer.
- Värdera idéerna.

7.6 Återkoppling och lärande

För att utveckla förmågan att arbeta i grupper och utnyttja grupper som lärande- och utvecklingsarena behöver vi träna på grupparbete. Vi måste utveckla vårt beteende och arbeta med återkoppling för att förbättra lärandeprocessen. Översikten nedan är en utgångspunkt för diskussion och vidareutveckling av lärandet. Hur arbetar vi i gruppen?

Handlingar

- Tar intiativ
- Söker efter eller ger information
- Förklarar – fördjupar
- Summerar
- Prövar enighet
- Tar tillvara gruppklimatet
- Uppmuntrar till insats
- Söker kompromiss

- Tar upp spelregler
- Beslutar/konkluderar
- Tar upp känslor
- Förebygger konflikter

För att få positiv effekt av återkoppling är det helt nödvändigt för grupperna att klargöra vad den ska tjäna till och hur den ska ges.

Vad är återkoppling?

Återkoppling har betydelse för kommunikationen och sättet vi arbetar på tillsammans. Olösta frågor och missförstånd kan lätt föra oss iväg från saken och skapa problem om vi inte får rensa upp dem. Återkoppling är ett instrument för att städa upp i kommunikationsförhållanden (se också sid 126). Att ge återkoppling är inte att berätta för andra hur de är, utan en möjlighet att få veta hur vi uppfattar och upplever varandra i olika samarbetssituationer.

Återkoppling klassificeras ofta som positiv eller negativ.

- Positiv återkoppling är en upplevelse av något positivt och en uppfordran till den andre att använda detta mer.
- Negativ återkoppling är som regel ett påpekande att något har en negativ effekt.

Om vi ser syftet med återkoppling, det vill säga ser på den som en möjlighet att växa, kan bägge delar vara konstruktiva. Att göra sig löjlig över, misstänkliggöra och moralisera är inte någon konstruktiv återkoppling.

Hur ska man ge återkoppling?

Hur vi ger återkoppling hänger nära samman med varför vi ger det. Om vi önskar ge en annan person en möjlighet att se sig själv med andra ögon, är det *nödvändigt* att vara så konkret och direkt som möjligt. Detta betyder att vi måste skilja mellan:

- det vi har observerat (det vill säga situation, beteende och så vidare)

- det vi tänker (tolkning av beteendet)
- det vi känner (vad det väcker av positiva och negativa känslor)
- vilka konsekvenser det har för vidare samarbete med personer

Det är viktigt att skilja mellan dessa punkter för det blir lättare för mottagaren att förstå vilken situation det rör sig om, vilka reaktioner givaren har och varför.

Diskussioner omkring rätt/fel när det gäller återkoppling hänger ofta samman med att givaren inte klarat att skilja mellan vad som är observerat och egna reaktioner/tankar.

Om vi ger tolkningar som om det är något objektivt kan den andre i sin fulla rätt diskutera om detta är ”rätt” eller ”sant”. Att andra har olika tolkningar och känslor av beteende är naturligt. Den som ger återkoppling ska beskriva sin upplevelse utifrån sig själv och sin utgångspunkt. Återkoppling är inte ett påpekande av ”sanningen”.

Hur ska man ta emot återkoppling?

Det är talarens ansvar att ge återkoppling på ett sätt som sätter mottagaren i stånd att ta emot. Det är emellertid mottagarens ansvar att lyssna och inte avvisa det som sägs omedelbart. Det som är känt är tryggt. Att lära känna nya sidor av sig själv upplevs oftast som otryggt.

Andra observerar emellertid hela tiden och har sina reaktioner antingen vi önskar det eller ej.

När vi får återkoppling kan vi välja att avvisa eller följa upp. Bortförklaringar är en vanlig avvisning. Att följa upp betyder att fråga för att förstå, reflektera och bestämma om återkopplingen ska få någon konsekvens – antingen genom att bortse från den eller låta dem bli en källa till vidare utveckling. Att ta emot en återkoppling kan betyda att vi blir bekanta med nya sidor hos oss själva. Handlingsrepertoaren blir större och valmöjligheterna ökar.

Tänk efter:
Vad uppmuntrar dig till att ge återkoppling?
Vad hindrar dig från att ge återkoppling?

8. Eftertankar

Här nedan har vi formulerat några frågor till eftertanke. Tänk igenom dessa uttalanden och notera det du vill förbättra eller vidareutveckla.

Vad vill du lägga särskild vikt vid för att förbättra livskvaliteten och utveckla dig vidare?

"Det viktigaste i livet är inte att nå sina mål,
utan att alltid vara på väg mot dem."

Fridtjof Nansen

"Ett ögonblick av törst – det största ögonblicket."

Karin Boye

FRÅGA, EFTERTANKE	TANKAR OCH MÖJLIGHETER
1. Vad är en god hälsa för dig?	
2. Vad är bemästrande för dig?	
3. Vad är känslor för dig?	

4. När får du tillit till en annan person?	
5. Hur påverkas du av trygghet?	
6. När lär du bäst?	
7. Vad ger dig en mening med vardagen?	
8. När upplever du lust och glädje?	
9. Vad ger dig lust och glädje?	
10. När känner du dig frisk?	
11. Vad är du duktig på?	

9. Avslutning

Engagemang, intresse, glöd, lust och glädje är nödvändigt för att leva och förstå och det är väl detta Augustinus tänkte:

> "Du måste älska för att förstå."
>
> Fritt efter Augustinus (354–430)

I hälsosektorn pekar utvecklingen klart i riktning mot att antalet patienter med kronisk sjukdom kommer att öka. Hälsofrågor debatteras oupphörligen i media och Internet flödar över av medicinsk information och råd om behandling. I den praktiska vardagen handlar det om effektivt bruk av sjukvårdsresurser.

Lärande och bemästrande av egen sjukdom måste ses i ljuset av denna utveckling. Målet är att patienter och anhöriga ska få information, undervisning och utbildning så att de kan minska sitt beroende av sjukvården och klara en större del av vardagen på egen hand. Vi måste därför vara villiga att använda annan kunskap i behandlingen av patienterna än den rent medicinska.

Hälsopedagogiken har som mål att ge mer uppmärksamhet åt brukarnas erfarenheter så att dessa tillsammans med fackkunskapen kan ge ömsesidiga vinster för:

- behandling av brukarna
- brukarnas egenvård
- behandlarens kunskap

Det pedagogiska tillvägagångssättet är helt centralt. Vi måste balansera sättet vi arbetar på mellan "klassisk skolutbildning" för medicinsk kunskap och en mer processorienterad vinkling där sjukvårdens olika kompetenser och brukarerfarenhet utvecklas i samarbete mellan aktörerna.

Samarbete mellan alla berörda är nödvändig för att lyckas:

"Att träffas är en början.
Att hålla ihop är ett framsteg.
Att arbeta tillsammans är en succé."

Henry Ford

Vi erinrar oss Eli Bergs uttalande:

» "När brukarnas erfarenheter blir giltig kunskap i det medicinska rummet, då blir det möjligt att finna bra lösningar tillsammans."

Det är viktigt att vi både ser skillnaden och likheten mellan *sjukdom/diagnos* och det *tillstånd* patienten har på grund av sjukdomen.

- **Sjukdomen** är föremål för behandling där kännetecknet är patientens beroende av behandlaren.
- **Tillstånd** i ordets vida bemärkelse handlar om patienternas tankar, känslor, upplevelser och relationer till omgivningen.

Bemästrande – knyts i stor utsträckning till tillståndet och kräver handledning i ett likvärdigt samarbete mellan patient och behandlare. Handledningens mål är att patienten ska klara av större grad av självständigt bemästrande.

Traditionell behandling – "gå till läkaren för att bli frisk" är i hela sitt grundmönster beroendeskapande och undergräver för patienten att använda sina egna krafter för att bemästra, om man inte är uppmärksam på dessa mönster.

På många sätt är det också nödvändigt att patienterna ser sig själva som egenvårdare. De behöver registrera erfarenheter som led i det dagliga bemästrandet och som viktig information i samtal med behandlaren. Behandlaren måste i sin tur visa att patienterfarenhet är en nödvändig förutsättning och ett viktigt bidrag i behandlingen.

Exempelvis kan vi nämna hur viktigt det är att personer med diabetes följer med och registrerar blodsocker, kosthåll och andra förhållanden som kan påverka tillståndet.

Att handleda så att patienten blir i stånd att bemästra sin livssituation känslomässigt och praktiskt innebär att vi hela tiden och i alla samtal måste hålla fast vid följande:

Låt patienten beskriva och berätta

Vi skapar trygghet hos patienten och kan göra oss en bild av situationen som gör det möjligt att ställa precisa och nödvändiga frågor.

Dialogen ger insikt hos bägge parter. I sådana samtal ska både hjälparen och den hjälpbehövande lära. För handledaren är det en särskild utmaning att ta fram känslor och tankar som har betydelse för vad patienten gör efter samtalet.

Ge patienten tid att förstå

Processen måste leda fram till att den enskilde får nödvändiga insikter för att skapa en mening med sin situation. Forskning tyder på att bemästrandegraden ökar när den kan knytas till mening med att leva med sjukdom och förlust.

Knyt mål till insikt och förståelse

En viktig del av att finna mening i den egna situationen är också att inse att man måste göra något för att skapa förändring eller uppnå något helt konkret. Mål är ett viktigt instrument för att arbeta i riktning mot något. Erfarenheter tyder på att de små och kortsiktiga målen är de mest verkningsfulla. Vi kan inte förändra andra. De kan bara förändra sig själva.

Bestäm konkreta aktiviteter

På samma sätt som målen konkretiserar avsikterna så förankrar man vägen till målet genom aktiviteter.

Handlingar förpliktar i hjälpprocessen men patienten har ansvar för att genomföra de val som är gjorda.

Detta är den naturliga rytmen i samtal och hjälpprocess. När detta upprepar sig regelbundet i samarbetet mellan patient och behandlare utvecklar bägge sina resurser för att förbättra förmågan att lära och bemästra i det dagliga mötet med sig själv, familj, vänner och arbete.

Avslutningsvis vill vi återkomma till brukarnas viktiga betydelse i samhällsutvecklingen – detta har kortfattat berörts i tidigare kapitel (sid 37, 55, 69). En sådan betydelse beror förstås dels på tekniska förbättringar som gynnar många i samhället, inte bara funktionshindrade, utan barn, äldre och på sikt var och en av oss. Men man idag också ana en del andra spännande utvecklingstendenser i tänkande och attityder där funktionshindrades erfarenheter utan tvekan kan vara vägledande för andra. Insikten att tempo och fokus är viktiga för allas livskvalitet blir allt mer spridd.Det är därför vi måste säkerställa att funktionshindrade bereds möjlighet att ta aktiv del i gemensamma samhällsangelägenheter:

Kan det vara bra att vara långsam? Är det rent av viktigt att några inte hinner med i massans hets utan ställs bredvid och upplever händelserna med en annan hastighet? Vad händer när den saktfärdiga eftertänksamheten värderas lika högt som ett rationellt nutidstempo? De här frågorna är viktiga för ett bra samhälle. Och de är viktiga för människor med sjukdom eller funktionshinder och för dem som finns omkring dem. Det är just dessa frågor som har intresserat författare och kulturdebattörer under senare tid. ”Långsamhet” har kommit på modet. Först ut var författaren Sten Nadolny som skrev nyckelromanen *Upptäckten av långsamheten*, Tyskland, 1983. Detta är en spännande berättelse som ytligt sett handlar om den engelske sjöamiralen John Franklin (1786-1847) som delltog i många av sin tids stora sjöslag, t ex vid Nelsons seger vid Trafalgar 1805. Mest kända är Franklins upptäcktsresor i Arktis, på jakt efter Nordvästpassagen, sjövägen norr om Amerika. Invävt i denna fängslande berättelse om en stor upptäcktsresande och en säregen och begåvad man finner vi frågeställningen om duglighet och snabbhet.

Duglighet är inte alltid lika med snabbhet När John Franklin var barn betraktade folk hans långsamhet som ett lyte. Han talade långsamt och han tänkte långsamt. En känslig och intresserad lärare var den första person, som insåg att Johns ”lyte” hade märkliga fördelar: det han en gång lärt sig, behöll han inom sig för gott. När han iakttog något så såg han varenda detalj i bilden. Det var därför han kunde utveckla sitt ”seende” till en insikt om vad som höll på att hända omkring honom. Och detta var en utomordentlig egenskap för en marinofficer och sjöstrateg. Upptäckten av långsamheten handlar inte bara om ankungen som blev en svan, om den senfärdige pojken som visade sig vara ett geni. I den här boken framstår långsamheten som en människokärlekens princip. Långsamheten skulle kanske hellre kallas ”eftertänksamhet” eller försiktighet i umgänget med människorna och tingen. Och denna eftertänksamhet innehåller både en moralisk och en intellektuell kvalitet. Kultromanen *Upptäckten av långsamheten* fick ett otroligt genomslag. Här i Sverige har Owe Wikströms bok *Långsamhetens lov eller vådan av att åka moped genom Louvren* fått stor uppmärksamhet. Den här kulturella trenden kan om man vill också kopplas till nya synsätt hos funktionshindrade. Här har inte minst ungdomsförbunden gått i spetsen för nya tankar på temat varför det är en fördel att ha ett funktionshinder – jo andra funktioner överutvecklas och blir unika.

”Därför är dövkulturen överlägsen!”, ”Synskadade är bäst på att hitta i mörker och på att älska…”

Erfarenheten av funktionshinder och sjukdom kan leda till ökad insikt och säkerhet i viktiga livsfrågor. Det är erfarenheter som kan ge mognad och förmåga att förstå och stötta andra. Det är erfarenheter som gynnar oss alla. (Ur *Leva med epilepsi* av A-M Landtblom)

Ett tack till…

Många personer har bidragit med värdefull hjälp med granskning av framställningen i denna svenska utgåva av Hälsopedagogik för vårdare och brukare i samarbete. Vi vill särskilt nämna Eva Sahlin, Marléne Malmberg, Karin Holmgren, Roger Gustafsson, Lars Olaf Dahle (norska uttryck), Sven-Åke Pettersson, Mikael Ögrim.

Landstingen i Östergötland och Arvsfonden har givit förutsättningar för verksamheten inom Hälsopedagogiskt Forum i Östergötland, som utgjort en viktig utgångspunkt för denna bok. ABFs Förbundsexpedition har bekostat produktion och tryckning av boken samt tagit fram en studiehandledning för användning i studiecirklar. Landstingen i Värmland (Liv i Värmland) och Jönköping har också givit aktivt stöd till arbetet med boken. Dessutom har en rad representanter för myndigheter, sjukhus, sjukhusbibliotek, kommunala enheter i landet medverkat till spridning av boken och budskapet – främst inom ramen för Nätverket för verksamheter som arbetar enligt Aker-modellen.

Nätverket

Ett nätverk bestående av verksamheter som arbetar enligt Akermodellen har bildats i Sverige.

Akermodellen innebär att sjukvården erbjuder personer att delta i grupper där man får lära sig mer om sin egen (eller den närståendes) sjukdom och där lärandet sker på deltagarnas villkor. Verksamheten sker i nära samarbete mellan handikappföreningarna, sjukvården och den enskilde. Detta arbetssätt startades på Akers sjukhus i Oslo av initiativtagaren Liv Hopen.

Här är kontaktuppgifter till de verksamheter som för närvarande ingår i nätverket.

SKÅNE
Inger Gadh
PIL/Sjukhusbiblioteket
Universitetssjukhuset i Lund
221 85 Lund
Tel 046-17 23 24
inger.gadh@skane.se

Karin Höglund
PIL Universitetssjukhuset i Lund
221 85 Lund
Tel 046-17 23 07
karin.hoglund@skane.se
Hemsida: www.skane.se/sus/pil

Christina Söderkvist
Patientforum Ing. 72 plan 1
Universitetssjukhuset MAS
205 02 Malmö
Tel 040-33 80 30
christina.soderkvist@skane.se

Lena Urde Trulson
Patientutbildningscentrum
Helsingborgs lasarett
S Vallgatan 5
251 87 Helsingborg
Tel 0766-48 65 39, 042-406 25 98
lena.urdetrulsson@skane.se
Hemsida: www.helsingborgslasarett.se/puc

JÖNKÖPING
Anita Hegestrand
Patientinformation Ryhov
Länssjukhuset Ryhov
551 85 Jönköping
Tel 036-32 28 62
anita.hegestrand@lj.se

VÄRMLAND
Margareta Tauberman
Patient- och närståendeutbildning tillsammans med erfarna brukare Landstinget i Värmland
651 85 Karlstad
Tel 054-61 70 56, 070-211 32 92
margareta.tauberman@liv.se
Hemsida: www.liv.se/halsa-och-vard/Folkhalsa/Det-goda-livet

Elisabeth Johansson
Sjukhusbiblioteket Arvika
Rackstavägen
671 80 Arvika
Tel 0570-720 76
elisabeth.johansson@liv.se

VÄSTRA GÖTALAND
Anne Ragnarson
Kompetenscentrum för patient- och närståendeutbildning i Västra Götalandsregionen
Wallinsgatan 6
431 41 Mölndal
Tel. 031-343 87 08
anne.ragnarson@vgregion.se

Mary Ahlström
Kompetenscentrum
Wallinsgatan 6
431 41 Mölndal
Tel 031-343 87 10
mary.ahlstrom@vgregion.se
Hemsida: www.vgregion.se/kompetenscentrum

ÖSTERGÖTLAND
Eva Sahlin, Marléne Malmberg
Hälsopedagogiskt Forum
Brigadgatan 20
581 85 Linköping
Tel 010-103 96 16
eva.sahlin@lio.se
Hemsida: www.lio.se/hpf

Litteratur

Aamodt L G (1991) Den gode relasjonen – støtte, omsorg eller anerkjennelse. Gyldendal Akademisk, Oslo.

Antonovsky A (1991) Hälsans mysterium. Natur och kultur, Köping.

Askheim O P/Guldvik I (1999) Fra lydighet til lederskap? Om brukerstyrt personlig assistanse. Tano Aschehoug, Oslo.

Barth T/Børtveit T/Prescott P (2003) Förändringsinriktad rådgivning, Liber 2003, Stockholm.

Berg E (2005) Det skapende mellomrommet – i møtet mellom pasient og lege. Gyldendal Akademisk, Oslo.

Berg E (1999) Ser du meg doktor? Pasienten fra objekt til subjekt. Emilia AS, Oslo.

Berg S/Frostad Fasting Aa (red). (2001) Følelser er fakta (bok og studiehefte). Funksjonshemmedes Studieforbund, Oslo.

Berge T, Repål A (2007). Den indre samtalen. Kognitiv terapi i praksis. Gyldendal, Oslo.

Bjerke A (1991) Samlede dikt I og II. Aschehoug, Oslo.

Bjerknes M S/Bjørk I T (1996) Klinisk utbildning i vård och omsorg: Att skriva dagbok för reflektion och inlärning. Studentlitteratur, Lund.

Bjørke G (1996) Problembasert læring – ein praksisnær studiemodell. Tano Aschehoug, Oslo.

Brattberg G (1998) Väckarklockor för människor i livets väntrum. Värkstaden, Stockholm.

Bredland E L (1998) Når mennesker møtes. Individuell brukermedvirkning i helsesektoren. Kommuneforlaget, Oslo.

Bredland E L/Linge O A/Vik K (1996) Det handler om verdighet. Ideologi og praksis i rehabiliteringsarbeidet. Universitetsforlaget, Oslo.

Brinchmann B S (2002) Bære hverandres byrder. Pårørende i sykepleien. Oslo.

Brudal P J (1986) Sagan och det omedvetna språket: psykologi och symbolbilder i folksagorna. Norstedts, Stockholm.

Bruknapp A (2002) Ut av rundkjøringen. En liten bruksanvisning for hjernen. Genesis forlag, Oslo.

Campling F/Sharpe M (2006) Living with a long-term illness. The facts. Oxford University Press.

Carrol D (1992) Health Psychology. London.

Caezon I (2004) Tvångsomhändertagen. Bokförlaget Mareld, Stockholm.

Cedergren L/Bylund E/Hollo A (1995) Dialogen med patienten. Handbok om att samla in och ta tillvara patienternas erfarenheter. Spris Forlag, Sverige.

Crossley M L (2000) Rethinking Health psychology. Buckingham.

Davis H (1995) Rådgivning til foreldre med kronisk syke og funksjonshemmede barn. Ad Notam Gyldendal, Oslo.

Davis H (1993) Counselling parents of children with chronic illness of disability. British Psychological Society, Leicester.

East P (1995) Counselling in Medical Settings. Bristol.

Eide H/Eide T (1999) Kommunikasjon i relasjoner. Samhandling, konfliktløsning, etikk. Ad Notam Gyldendal.

Eidsvåg I (2005) Den gode lærer. Cappelen, Oslo.

Eidsvåg I (2000) Læreren. Cappelen, Oslo.

Eidsvåg I (1999) Når livet kaster skygge. Universitetsforlaget, Oslo.

Ekeland T-J, Heggen K. (2007) Meistring og myndiggjering – reform eller retorikk?. Gyldendal Akademisk, Oslo

Falk B (1995) Å være der du er – samtale med kriserammede. Universitetsforlaget, Oslo.

Faulkner A (1998) When the News is Bad. London.

Festervoll Å V (2001) Kultur og helse. I samspill for det gode liv. Kommuneforlaget, Oslo.

Fortmeyer S/Thanning G (1996) Set med patientens øjne. Ergoterapi og rehabilitering som patientens egen virksomhed. FADLs Forlag, København.

Frankl V E (1966) Kjempende livstro. Gyldendahl Norsk forlag, Oslo.

Frankl V E (1980) Livet måste ha en mening. Natur och kultur, Stockholm.

Freire P (1992) Pedagogik för förtryckta, Gumesson, Stockholm.

Froestad J/Solvang P / Söder M (2000) Funksjonshemning, politikk og samfunn. Gyldendal Akademisk, Oslo.

Fyrand O (2002) Berøring. Pantagurel Forlag, Oslo.

Gjengedal E/Hanestad B R. (2001) Å leve med kronisk sykdom – en varig kursendring. Cappelen akademisk forlag, Oslo.

Goffman E (1959) The presentation of Self Every Day Life. New York.

Gordon T (1975) Aktivt föräldraskap. Askild & Kärnekull, Stockholm.

Grendstad N M (1986) Å lære er å oppdage. Prinsipper og praktiske arbeidsmåter i konfluent pedagogikk. Didakta Norsk Forlag.

Grue L (2001) Motstand og mestring. Om funksjonshemning og livsvilkår. Abstrakt Forlag AS, Oslo.

Grytten N, Måseide P. When I am together with them I feel more ill. The stigma of multiple sclerosis experienced in social relationships, Chronic Illness (2006;2:195-208).

Hampson/Colman (1994) Individual Differences and Personality. London.

Handal G/Lauvås P (1989) På egna villkor. Studentlitteratur, Lund.

Hatfield A B (1990) Family Education in Metnhal Illness. The Guilford Press, New York, London.

Haugli L/Steen E (2001) kroniske muskel/skjelettsmerter og selvforståelse. – Utvikling og evaluering av en læringsmodell som vektlegger kroppen som meningsbærer. Det medisinske fakultet, universitetet i Oslo.

Hedin A/Svensson L (1997) Nycklar till kunskap. Om motivation, handling och förståelse i vuxenutbildning. Studentlitteratur, Sverige.

Hedström M (1991) Patientutbildning – praktiskt arbete på teoretisk grund. Spri, Stockholm.

Heggdal K. (2008) Kroppskunnskaping – Pasienten som ekspert i helsefremmende prosesser. Gyldendal Norsk Forlag, Oslo. (I svensk översättning inom kort.)

Heiberg A (red) (1993) Kronisk syke og funksjonshemmede barn. Mot en bedre fremtid? Tano, Oslo.

Hiim H/Hippe E (1994) Læring gjennom opplevelse, forståelse og handling. Universitetsforlaget, Oslo.

Hopen L (1995) Kvalitetssirkler – metoden trinn for trinn. Sammen om kvalitetsutvikling! NETFs temahefte 1. Norsk Ergoterapeutforbund. www.netf.no

Houston J (1984) Den möjliga människan. Falköping.

Husebø S (1991) Boken om smärta: råd och vägledning för patienter, anhöriga och vårdpersonal. Libris, Stockholm.

Ihlen H/Ihlen B M (2004) Genom sig själv känner man inte andra: om kommunikation och teambyggande. Ekerlid, Stockholm.

Jacobsen Bo (2000) "Existensens psykologi: en introduktion". Natur och Kultur, Stockholm.

Jensen M J F (2001) Spor i menneskeland – lyrikk. Commentum forlag DA, Sandnes.

Jensen M J F (2003) Livets bølger - lyrikk. Commentum forlag DA, Sandnes.

Juul J/Jensen H (2003) Fra lydighet til ansvarlighet – pedagogisk relasjonskompetanse. Pedagogisk forum, Oslo.

Karlstad H (1993) Som sagt. Ad notam, Oslo.

Kierkegaard S/Per Lønning (1955) Et utvalg. Land og kirke, Oslo.

Kirkevold M/Strømsnes Ekern K (2003) Familjen i ett omvårdnadsperspektiv. Liber, Stockholm.

Kittelsen U m fl (1998) Et godt liv? Mestring av kronisk sykdom. Sosial- og helsedepartementet, Oslo.

Kristoffersen K (1998) Pårørende og søsken i psykisk helsevern. Hermeneutisk metode, søskens opplevelse, pårørendesamarbeid. Fagbokforlaget, Bergen.

Kittelsen U (1998) Et godt liv? Mestring av kronisk sykdom, Sosial- og helsedepartementet, Oslo.

Landtblom A-M, Ekdahl B (2005) Att leva med MS. ABFs Förbundsexpedition.

Landtblom A-M (2008) Leva med epilepsi. Bilda förlag, Stockholm.

Landtblom A-M (1991. Demokrati med handikapp. ABFs Förbundsexpedition.

Landtblom A-M (1987). Spelet om hälsan – Nya spelregler. ABFs Förbunds-expedition.

Landtblom A-M m fl (2008) The Swedish study circle as an instrument in MS patient education. Patient Preference an Adherence.

Langslet G J (2002). LØFT for ledere. Løsningsfokusert tilnærming til typiske ledelsesutfordringer. Gyldendal, Oslo.

Langslet G J (1999) LØFT. Løsningsfokusert tilnærming til organisasjonsutvikling, ledelsesutvikling og konfliktløsning. Oslo.

Lauvås K, Lauvås P. (1994). Tverrfaglig samarbeid. Perspektiv og strategi. TANO, Oslo

LeBoeuf (1985) How to motivate people. Sidgwick&Jackson, London.

Lehnéer Axelson B, Thylefors I (1996) Om konflikter hemma och på jobbet. Natur och kultur, Stockholm.

Lillestøl J. (1994). Kvalitet: idéer og metoder – offensiv kvalitetsutvikling. Fagbokforlaget. Bergen

Lorig K m fl (2001) Patient Education – A practical Approach. Sage Publications Inc., London.

Lundermark Andersen M, Nørlund Brok P, Mathiasen H (2000). Empowerment på dansk. Dafolo forlag.

Løfsnæs B (2002) Bestemme selv? Familieråd som metode i praktisk arbeid. Gyldendal Norsk Forlag, Oslo.

Løvli H M S/Gravklev-Ludvigsen J (2005) Epilepsiens mange ansikter. LO & S Grafisk, Larvik.

Magnus J (1999) Veien til Karlsvogna. Forum, Aschehoug, Oslo.

Malterud K (1996) Kvalitativa metoder i medicins forskning. Studentlitteratur.

Markussen E (red) (2000) Menneskeverd – funksjonshemmet i Norge. Gyldendal Akademisk, Oslo.

Martinsen K Fra Marx til Løgstrup. Om etikk og sanselighet i sykepleien. Universitetsforlaget, Oslo.

May R (1971) Menneskets dilemma i vår tid, Aschehoug, Oslo.

Mazzarella M (2005) Den goda beröringen. Om kropp, hälsa och studentlitteratur. Forum, Stockholm.

Mehren S (2000) Ark. Aschehoug, Oslo.

Mehren S (1981) Den usynlige regnbuen. Aschehoug, Oslo.

Mehren S (1976) Det opprinnelige landskapet. Aschehoug, Oslo.

Monsen N K (1987) Det elskende menneske. Cappelen, Oslo.

Morris D (1977) Människan: en fälthandbok. Norstedt, Stockholm.

Moxnes P (2001) Positiv ångest. Natur och Kultur, Stockholm.

Nordland E (1997) Gruppen som redskap for læring. Ad Notam Gyldendal. Oslo.

Nadolny S (1985) Upptäckten av långsamheten. Legenda.

Olsen B C R/Grefberg M O (2001) Å være i samme båt. Likemannsarbeid i funksjonshemmedes organisasjoner. En veileder. Sosial- og helsedepartementet.

Passons W R (1975) Gestalt Approaches in Counselling. Holt, Rinehart, Winston, New York.

Pettersen R C (1997) Problemet først: Problembasert læring som pedagogisk idé og strategi. Tano Aschehoug.

Reichborn A N-Vifladt E H (1989) Praktisk pedagogisk seminar. Hefte 1 – 6. Kommuneforlaget, Oslo.

Reichborn A N-Vifladt E H (1991) Resultatrettet læring. Kommuneforlaget, Oslo.

Robson M (1994) Efektivt teamarbeid. Håndbok for problemløsning i grupper. Hjemmets Bokforlag, Oslo.

Rogers C (1976) Møte mellom mennesker. Dreiers forlag, Oslo.

Rønning R/Solheim L J (2000) Hjelp på egne premisser. Om brukermedvirkning i velferdssektoren. Gyldendal, Oslo.

Satir V (1997) Om å skape kontakt. Grøndahl Dreyer, Norge.

Schei E/Gulbrandsen A (2000) Forstår du meg doktor? Mot en humanistisk legeutdanning. Tano Aschehoug.

Seidel J (1984) Veien til et bedre liv. Universitetsförlaget, Oslo.

Sindre S/Eide F E (2005) Kontraster – på søk i et ras-skadd hjernelandskap. Vestlandsforlaget, Naustdal.

Sjögren K Att flytta berg ... Boken om kommunikation i mötet med patienter. Eget förlag.

Skavlan J (2002) Frisk nok for livet. Helse. Mestring. Fremtidstro. Cappelens bokklubb, Oslo.

Smith D R/Williamson K (1985) Interpersonal Communication. WM C Brown Publishers, College Division, New York.

Sommerschild H (1999) Mestring som mulighet i møte med barn, ungdom og foreldre. Tano Aschehoug, Oslo.

Spri rapport 442 (1997) Ord i rättan tid. Värdet att kommunicera med patienter och anhöriga. Spris forlag, Stockholm.

Spurkeland J (2005) Relasjonsledelse. Universitetsforlaget, Oslo.

Stang I (1998) Makt og bemyndigelse – om å ta pasient- og brukermedvirkning på alvor. Universitetsforlaget AS, Oslo.

Steihaug S/Hatling T (2006) Evaluering av Nasjonalt kompetansesenter for læring og mestring ved kronisk sykdom. SINTEF Helse. Rapport.

Stevens J O (1971) Awareness. Bantam books, New York.

Stålseth U/Sandal R/Tveten W (1991) Veiledningsmetodikk. Tano, Oslo.

Strøm A (2010) Samarbeit i Lærings- og mestringssenteret – brukermedvirking og makt. Det medisinske fakultet, Universitetet i Oslo.

Sørheim T A (2000) Innvandrere med funksjonshemmede barn i møte med tjenesteapparatet. Gyldendal Akademisk, Oslo.

Tannæs A M (1984) De vanskelige samtalene. Kommunförlaget, Oslo.

Taylor SE (2003). Health Psychology. New York: McGraw-Hill: Higher Education.

Thornquist E (1998) Klinikk, kommunikasjon, informasjon. Ad Notam Gyldendal, Oslo.

Tschudin V (1998) Counselling Skills for Nurses. London.

Tveiten S (2001) Pedagogikk i sykepleiepraksis. Fagbokforlaget, Bergen.

Tveiten S (1998) Veiledning – mer enn ord. Fagbokforlaget, Bergen.

Tøssebro J /Lundeby H (2002) Å vokse opp med funksjonshemning – de første årene. Gyldendal Akademisk, Oslo.

Ursin H (1984) Stress. Tanum Norli, Oslo.

Velten J, Ackerman C, Hällstén F, Tengblad S (2008) Medarbeiderskap – fra ord til handling. Universitetsforlaget, Oslo

Vifladt E/Hopen L (2004) Helsepedagogikk – Samhandling om læring og mestring. Nasjonalt kompetansesenter for læring og mestring, Aker universitetssykehus HF, Oslo.

Vifladt E H (1999) Kundebehandling. Vett & Viten AS, Oslo.

Watzlawick P (1996) Förändring. Natur & Kultur, Stockholm.

Watzlawick P (1983) Förändringens språk. Natur & Kultur, Stockholm.

Weinberg G (1980) Å bygge opp seg selv. Aschehoug, Oslo.

Wiberg L (1981) Viljen velger virkelighet. AS Hjemmet, Fagpresseforlaget, Oslo.

Wiberg L (1983) Våg å velge vei. AS Hemmet, Fagpresseforlaget, Oslo.